洪涝灾害疾病
中医药防治手册

主编　刘清泉　崔应麟　梅建强

众志成城抗洪救灾

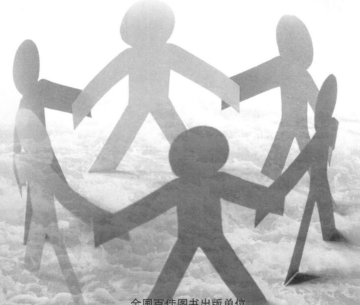

全国百佳图书出版单位

中国中医药出版社

·北　京·

图书在版编目（CIP）数据

洪涝灾害疾病中医药防治手册 / 刘清泉，崔应麟，梅建强主编 .—北京：
中国中医药出版社，2021.8
ISBN 978 – 7 – 5132 – 7093 – 9

Ⅰ . ①洪…　Ⅱ . ①刘…②崔…③梅…　Ⅲ . ①水灾—灾区—卫生防疫—手册
②水灾—灾区—传染病防治—中医治疗法—手册　Ⅳ . ① R18-62 ② R259.1

中国版本图书馆 CIP 数据核字（2021）第 151377 号

中国中医药出版社出版

北京经济技术开发区科创十三街 31 号院二区 8 号楼
邮政编码　100176
传真　010–64405721
三河市同力彩印有限公司印刷
各地新华书店经销

开本 710×1000　1/16　印张 8.75　字数 136 千字
2021 年 8 月第 1 版　2021 年 8 月第 1 次印刷
书号　ISBN 978 – 7 – 5132 – 7093 – 9

定价　39.00 元
网址　www.cptcm.com

服 务 热 线　010–64405510
购 书 热 线　010–89535836
维 权 打 假　010–64405753

微信服务号　zgzyycbs
微商城网址　https://kdt.im/LIdUGr
官 方 微 博　http://e.weibo.com/cptcm
天猫旗舰店网址　https://zgzyycbs.tmall.com

如有印装质量问题请与本社出版部联系（010–64405510）

《洪涝灾害疾病中医药防治手册》
编委会

主　编　刘清泉（首都医科大学附属北京中医医院）

　　　　崔应麟（河南省中医院）

　　　　梅建强（河北省中医院）

副主编　胡仕祥（河南省中医院）

　　　　陈腾飞（首都医科大学附属北京中医医院）

　　　　朱雪琦（首都医科大学附属北京中医医院）

　　　　陈分乔（河北省中医院）

编　委（以姓氏笔画为序）

　　　　王姝瑞（河南省中医院）

　　　　王雅凡（首都医科大学附属北京中医医院）

　　　　卢幼然（首都医科大学附属北京中医医院）

　　　　卢海天（首都医科大学附属北京中医医院）

　　　　刘志亮（河北以岭医院）

　　　　闫雨蒙（首都医科大学附属北京中医医院）

　　　　杜　元（首都医科大学附属北京中医医院）

　　　　李珍萱（首都医科大学附属北京中医医院）

　　　　杨　潼（河南省中医院）

　　　　杨宇飞（首都医科大学附属北京中医医院）

　　　　连　博（首都医科大学附属北京中医医院）

　　　　吴丽娟（河北省中医院）

　　　　张米铮（首都医科大学附属北京中医医院）

　　　　陈方圆（河南省中医院）

罗　丹（首都医科大学附属北京中医医院）

金廷恒（河南省中医院）

赵　哲（河南省中医院）

赵　巍（河南省中医院）

赵国桢（首都医科大学附属北京中医医院）

哈雁翔（首都医科大学附属北京中医医院）

郭燕可（河南省中医院）

管俊芳（河南省中医院）

魏一鸣（首都医科大学附属北京中医医院）

瞿沉尘（首都医科大学附属北京中医医院）

前 言

　　自古至今，我国水灾频发。据不完全统计，自秦汉以降，全国各地较大的洪水灾害有一千余次，平均每两年一次。其中不乏因气候、地貌、水系特征所致的天灾，更有因战争导致的人祸。从广泛流传的神话传说中，也可以窥见洪水的踪迹。"大禹治水"讲的便是一次严重的水情灾害，传说尧时"洪水横流，泛滥于天下""水逆行，泛滥于中国"，鲧窃息壤以堙洪水，最后大禹治水成功，获得了帝位。商代时，最早记载了水灾。汉代开始，水灾记载明显增多，灾情描述也较具体。两汉的 420 多年间，发生较大水灾 70 余次，冲毁人家多以千户计，人员损失百余至千余人不等。两汉时，黄河决口的次数虽然不多，但每次决口灾情严重，受灾范围往往达千里，数万户人员受灾，大规模饥荒，造成了人相食的悲惨景象。

　　魏晋南北朝时期，有 110 多次水灾记载。隋唐有明确记载死亡千人以上的大水灾就有 30 余次，其中不乏死亡在万人以上的特大灾害。而唐都所在的洛阳附近，严重水灾 20 余次，大雨甚至造成了含元殿的柱子倒塌。五代时，军阀割据，战争频繁，黄河决口增加，水灾往往伴随着严重的饥荒，河南、河北各地饿死者有数万人。北宋时期，黄河水灾大大超过了前代，河道变迁十分剧烈。在其 167 年中，黄河下游决溢年份达 66 年，一些决溢造成严重水灾，"溺死者以万计"。南宋偏安一隅，水灾记载以南方为主，其中山洪灾害较为突出，海溢水灾亦值得重视。史载 1195 年，台州大风雨，山洪海涛并发，"死者蔽川，漂沉旬日"。元代地域辽阔，水灾几乎每年都有记载。明清时期，天灾人祸群起。1855 年，黄河铜瓦厢决口改道，洪水波及豫、鲁、直隶 3 省，受灾面积近 3 万平方公里，洪水泛滥横流达 20 多年，被洪水冲塌或淹浸的县城就有六七个，多个县城不得不迁城以避水患。中华民国时期，是我国历史上洪水灾害严重的又一个时期。中华人民共和国成立以来，特大洪涝灾害约 10 年一发，其中以 1998 年洪水为今人最详。中国自"大禹治水"以来，虽经水灾千万，但英雄的中华民族从未因此屈服，中华民族的历史亦是与洪涝灾害的抗争史。

2021年7月19日8时起，河南省郑州、新乡、开封、周口、焦作等多地陆续出现特大暴雨。截至7月27日，河南全省150个县（市、区）和1573个乡镇遭逢水灾，甚至出现了明显内涝和积水；1331.98万余人受灾；农作物受灾面积达1017.1千公顷，倒塌房屋1.55万户；多地学校停课，企业无法正常复工，大面积断水断电断网；暴雨还造成地铁停运、列车停运、高速封路、航班停运、山体滑坡，甚至工厂爆炸。中共中央对防汛救灾工作作出重要指示，各地区各有关部门要在做好防汛救灾工作的同时，尽快恢复生产生活秩序，扎实做好受灾群众卫生防疫工作，防止"大灾之后有大疫"。

史籍中所载，水灾之后往往紧随而至的就是饥荒和瘟疫，这对灾区人民群众而言，无疑是致命的二次打击。而中医作为我国历史悠久，陪伴中华民族一路走来的健康守护者，以医学理论或医案实践的形式，呈现了我国人民与疾病千年抗争的历史，留下了诸多的印记和思考。如《素问·六元正纪大论》记载了天气急剧变化导致洪涝灾害，人体难以适应而发病："土郁之发，岩谷震惊，雷殷气交，埃昏黄黑，化为白气，飘骤高深，击石飞空，洪水乃从，川流漫衍……故民病心腹胀，肠鸣而为数后，甚则心痛胁膜，呕吐霍乱，饮发注下，胕肿身重。云奔雨府，霞拥朝阳，山泽埃昏，其乃发也。"历代医家对水灾后疾病的认识，主要围绕"防疫"，赈灾的同时，也广施药物以防疫病，如治疗瘟疫的著名方剂升降散，最早便是赈灾所用的药物，其原始方名叫"陪赈散"。王孟英等温病名家对各类瘟疫进行了系统论述，并搜集有效方剂以施治，如我们现在常用的甘露消毒丹，即为王孟英所搜集之普济解疫丹，原治暑湿霍乱，时感痧邪，以及触冒秽恶不正之气，身热卷怠，胀闷肢酸，颐肿咽痛，身黄口渴，疟痢淋浊，泄泻疮疡，水土不服诸病。王孟英发现此丹治湿温时疫神效，每年大量制作，广为施药以防疫。

洪水灾害发生后，灾区气候炎热，阴雨连绵，饮食住宿条件差，以及惊恐、疲劳，非常容易出现痢疾、腹泻、感冒、湿疹及抑郁等病症。为了做到大灾之后无大疫，防止此类疾病的传播和发生，及时采用中医药疗法，广泛推广预防为主的中药汤剂或食疗方法，佐以常用简便的针灸、耳穴、拔罐等中医适宜技术，来进行群体预防，控制灾后常见病，是非常必要的。

在环境恶劣、物资紧张的灾区，中医药应对灾情所需物资较为简单，治疗方法简便易行，更利于在灾区推广。如药食同源所需之大蒜、花椒等较易获得，而治疗所需如耳穴压豆等材料轻便简单，易于运输，便于操作，且多为无创治疗，避免了继发感染等不良后果。如八段锦等养生功法，适合宅家练习，所需场地小，只需一张挂图即可进行，可操作性强。且八段锦作为抗疫中的亮点，在 2020 新冠疫情期间已在方舱医院运用，通过练习八段锦，可缓解患者的焦虑情绪，促进康复，提升免疫力，其价值也得到了国家卫生健康委的肯定。甘南舟曲县灾区应对洪水、泥石流灾情时，运用中医食疗和协定处方，进行群体预防，取得了明显成效，如推广食用大蒜、花椒水预防肠道疾病，免费发放麻杏牛蒡止咳汤、健脾利湿止泻散、消风除湿冲剂，外用清热燥湿解毒片等，以预防灾后呼吸道传染病、皮肤病等。中医在与灾后传染病的斗争中发展、提高，形成了自身的体系，积累了宝贵的经验。这些难能可贵的实践经验，可以为此次洪涝灾害后可能出现的疫情和群体疾病防控提供参考。鉴于此，我们组织北京、河南、河北三地中医急救专家，紧急编写了这本《洪涝灾害疾病中医药防治手册》，以为抗洪救灾、保卫人民生命安全尽绵薄之力。

由于时间仓促，编写过程中错漏之处在所难免，希望读者能及时指出，以便修订时进一步完善。

中华中医药学会急诊分会主任委员
刘清泉
2021 年 7 月 27 日

第一部分　洪涝灾害后的中医急救与疾病预防

第二部分 洪涝灾害后常见疾病的中医药治疗

第四部分　医籍备查

第一部分

洪涝灾害后的中医急救与疾病预防

第一章　溺水急救

第一节　什么是"溺水"

　　"溺水"是洪涝灾害期间非常容易出现的情况，是洪涝灾害期间导致死亡的最主要原因。实际上，"溺水"（指水的环境）为民间通俗说法，在医学上严格称为"淹溺"（指发病过程），因为患者淹溺的环境，不但有"水"的作用，还有其他溶质的作用，故在抢救这些患者时，应注意环境的影响；不慎跌入粪坑、污水池和化学物贮槽时，还可能引起皮肤、黏膜损害，甚至全身中毒。

一、"溺水"的分类

1. 淹溺（submersion）

　　淹溺又称溺水，是指人淹没与浸润于水，或其他液体介质中，并受到伤害的状况。溺水的概念，是指经历了与淹没和浸润于水有关的危难过程，需要进行现场生命支持，或进行急救观察治疗的情况。

　　淹溺可分为致命性淹溺和非致命性淹溺，造成死亡至少有 13 种原因，主要分为四类：①呼吸道相关损伤。②胃进水相关损伤。③溶质的影响，包括海水、淡水、冰水和泥浆、粪水的差异，以及过敏反应等。④淹溺后并发症：癫痫发作、颈髓损伤、减压病、毛细血管渗漏综合征等。

2. 水中获救（water rescue）

　　水中获救指游泳期间经历一定程度的危难，但意识仍清醒的，患者可能得到其他人的帮助，只表现为短暂、轻微的症状，如咳嗽；但很快好转，常被留在岸边休息，一般不被送至医院进一步诊断、治疗。

3. 淹溺性心搏骤停（drowning cardiac arrest，DCA）

　　淹溺性心搏骤停是淹溺最严重的临床过程，指人淹没于水或其他液体介质中，发生呼吸停止和（或）心搏停止的临床急症。其特点是发生突然、抢救困难、病死率高，但可以预防，常于游泳、船只沉没、潜水、意外及自杀等情况下发生。

4. 溺死（drowning）

淹溺的严重情况为溺死，是一种"致死"性事件。溺死通常是指溺水后24小时内死亡的患者，即溺水后在复苏现场、急诊科或医院内经历心搏骤停，并复苏无效、宣布死亡的溺水事件。如果死亡发生在溺水24小时后，可定义为溺死相关死亡（drowning-related death）。

5. 近乎溺死或溺闭（near-drowning）

近乎溺死或溺闭指溺水后存活超过24小时，并需积极救治一种以上溺水相关并发症的患者，并发症可能包括肺炎、急性呼吸窘迫综合征、神经性并发症等。不过，目前溺死、溺死相关死亡、近乎溺死或溺闭等定义还存在争议，因为溺死与近乎溺死通常不能依据时间（24小时）来区分。

二、淹溺的判断

淹溺时，由于人淹没于水中，水、水中污泥和杂草堵塞呼吸道，或因反射性喉、气管、支气管痉挛，引起窒息或缺氧，导致呼吸、心搏停止。水大量进入血液循环，可引起血浆渗透压改变、电解质紊乱和组织损伤；当不慎跌入粪坑、污水池和化学物贮槽时，还可引起皮肤和黏膜损伤，以及全身中毒。若急救不及时，4～7分钟即可造成呼吸和心搏骤停而死亡，故必须争分夺秒地进行自救和互救。救治之前，先要准确地判断淹溺。

洪涝灾害期间，凡发现个体困在洪水中，被水冲击，均应考虑淹溺的发生。在静止的水中，发现拍水挣扎、头部在水中异常起伏，或头面部朝下静息漂浮时，应该考虑溺水发生。需要立即通知附近救生员或拨打报警（急救）电话，组织现场人员开展救援。

判断淹溺，首先要了解淹溺的临床表现。

落水时间短者，或人体吸入水量2.2mL/kg时，可出现轻度缺氧现象，表现为口唇、四肢末端青紫，面部肿胀，四肢发硬，呼吸浅表。人体吸入水量在10mL/kg以上者，1分钟内即出现低氧血症，或落水时间长者，可出现严重缺氧。表现为面色青紫，口鼻腔充满血性泡沫或泥沙，四肢冰冷，昏迷，瞳孔散大，呼吸、心搏停止。溺死者多呈面色青紫、两眼红肿，口腔、气管、胃及肺内有很多水泡沫，上腹部膨隆，皮肤肿胀，全身冰冷。另有一种溺水者，因落水后惊慌而迅速昏迷，或因冷水强烈刺激，而引起喉头痉挛和声带关闭，导致呼吸、心搏停止，虽肺内进水不多，亦可致死。

淹溺会出现心搏停止，心搏停止又称为心搏骤停，因心搏骤停发生的即刻，心电表现绝大多数为心室纤颤，故称为室颤性心搏骤停；继发于呼吸停止的心搏骤停称为窒息性心搏骤停。心搏骤停即刻有四种心电表现，即心室颤动（VF）、无脉搏室速（VT）、无脉搏电活动（PEA）和心电静止（asystole），心搏骤停后，体循环几乎立即停止，数秒钟内意识丧失，意识丧失前后多有抽搐、青紫、口吐白沫等表现，称为心源性脑缺血综合征；十余秒后出现叹息样呼吸，30～60秒呼吸停止；如果呼吸突然停止，一般在数分钟后意识丧失，心搏停止。

第二节　溺水急救

洪涝灾害期间，溺水发生率很高，而救治条件又非常有限，因为交通阻隔、设施毁坏，"溺水"者很难在第一时间送到医疗机构接受专业的医疗救治，因而洪涝灾害期间的相互救助非常关键，可以极大降低溺水死亡的发生。溺水急救需要掌握以下要领。

一、评估现场安全，利用各种可能的手段帮助溺水者脱离水体

洪涝灾害期间，水下情况复杂，盲目下水，可能造成进一步伤亡。因此，施救者应该在通知专业救援队伍之后，利用附近船只、可漂浮物体和可及的救生圈、竹竿、树枝、绳索等救生装备进行救援。对被卷入离岸流的个体，应该指导其向与水岸平行的方向移动，对于水下情况相对简单，可在充分利用救生装备的基础上，考虑（但仍不推荐）直接下水，游泳至溺水者处，安全接近溺水者，从其背侧实施救援，避免被其抓抱而产生意外。

所有施救者必须明确一点，自身安全必须放在首位。入水后游到溺水者面前3～5米，先大口吸气，然后潜入水底，从溺水者背后施救。万一被溺水者缠住，应设法摆脱。摆脱方法：深吸一口气憋住呼吸，把溺水者压下水底；溺水者此时为了吸气，必定踩于施救者肩上，可趁此机会，顶住溺水者

数秒，使其头部露出水面，顺畅换气。因为水情不同，水下可能有很多未知因素，目前不推荐非专业人员下水，不推荐多人手拉手下水，不推荐头部扎水跳水。应尽可能采用岸上救助法。

二、帮助溺水者脱离水体后，正确实施急救

对清醒的溺水者，在脱离水体后，需要监测病情，注意保温。对失去意识或者意识不清的溺水者，应迅速判断呼吸和循环征象（脉搏、肢体活动、发声等），若没有呼吸或呼吸异常，应该立即给予人工呼吸，并实施心肺复苏（按压、通气以及电除颤），直至患者恢复心跳（清醒、出现自主动作等）。即使不具备心肺复苏技能，也要尽己所能，积极救治，即使只是一些听过的急救方法，如背着行走、颠簸溺水者等，也均可尝试，用于溺水者的救治。对于溺水后心搏骤停的患者来说，不管使用什么方法，只要积极救治，使心脏恢复跳动的概率，都会比完全放任、等待、无所作为大得多。如果条件允许，对于明确溺水的患者，无论病情轻重，均应到医院进一步常规观察、诊疗，防止潜在或后续损害的发生。

三、溺水自救

1. 水中自救

当人落水之后或发生淹溺时，最重要的是屏住呼吸，全身放松，除去身上重物，保存更多的体力。如果身体沉入水中，落水者应立即采取如下动作：双臂掌心向下，从身体两侧类似鸟类飞翔动作，顺势向下划水，同时双足类似爬楼梯动作，用力交替向下蹬水；当身体上浮时，应冷静地采取头向后仰、面向上方的姿势，争取先将口鼻露出水面；一经露出水面，立即呼吸，此时呼气要浅，吸气宜深，尽可能使自己的身体浮于水面；同时踩水，避免身体再次下沉。如果淹溺发生在游泳池深水区域，或底部坚硬的水域及河床，落水者可在触底时用脚蹬地，以加速上浮，浮出水面立即呼救，坚持到救援人员到达施救。如果淹溺发生时，被水草或水下杂物缠住，应深吸气后屏气，再潜入水中，同时用双手慢慢解脱杂物缠绕。此时切忌挣扎，以减少身体耗氧量，延长水下耐受时间。发生呛水时，应保持冷静，克制咳嗽感，先在水面上闭气，静卧片刻，再将头抬出水面，边咳嗽边调整呼吸动作，待气管内

的水排干净后，呼吸就会恢复正常。

2. 肌肉痉挛性收缩自救

肌肉痉挛性收缩俗称"抽筋"，是一种突然发生的情况，较为常见，原因多为水温较低、过度疲劳、过度呼吸等；常发生部位为腓肠肌，手指、足趾、大腿、上臂等处也时有发生。应依据不同的部位，采取不同的方法自救：①腓肠肌或足趾。紧握患肢足趾，并用力向上拉，使发生痉挛的下肢伸直，并用另一侧下肢踩水，一侧上肢划水，帮助身体上浮。②大腿。使肌肉痉挛性收缩的大腿弯曲。③腹直肌。腹直肌抽筋即腹部（胃部）处抽筋，弯曲下肢，靠近腹部，用手抱膝，随即向前伸直。

3. 遇漩涡时自救

漩涡通常是在流速较快的水流遇到障碍物时产生的，通常位于障碍物下游。故接近障碍物（如水坝、河道突然变窄等）时，应尽量远离障碍物；如果已经接近漩涡，应立刻放平身体，俯卧浮于水面上，沿着漩涡边，用爬泳的方法，借力顺势快速摆脱漩涡，身体必须平卧在水面上，切不可直立踩水或潜入水中；如果不慎已经进入漩涡，并被拽入水下，则应立即屏气，然后尽量蜷缩身体，双手抱头，尽可能避免要害部位撞在障碍物上；当旋转解除后，立即在水下睁眼观察周围情况，并迅速划水，使自己上浮。

4. 汽车内淹溺自救

汽车内淹溺时有发生，最重要的自救策略是寻找正确的自救方法，避免被困；并第一时间拨打救援电话，报告自己的方位。

自救措施：①当车辆落水时，应选择手动操作，提前打开门锁及车窗。②车辆刚落水时，车内外大气压几乎相等，此时车门容易打开。有证据证明，在车辆最初入水的30秒至2分钟，是最佳逃生时间。③如果车门已经无法打开，可尝试寻找车内重物，如工具箱中的榔头、千斤顶、便携式破窗器等，把车窗砸碎逃生。如果无法砸碎车窗玻璃，应抬高头部，便于得到空气，同时放松身体，平静呼吸，保存体力，冷静等待，直到车辆进水几乎达车顶时，再打开车门逃生。

四、淹溺性心搏骤停的急救

无反应的溺水者一旦被移出水中，施救者即应开放气道，给予2～5次能见到胸廓抬起的人工呼吸，普通施救者应根据基础生命支持指南，立即进行胸外按压及通气循环支持。

1. 判断患者意识

急救人员在患者身旁快速判断有无损伤和反应，可轻拍或摇动患者的肩部，并大声呼叫"您怎么了"。如果患者有头颈部创伤，或怀疑有颈部损伤，要避免造成脊髓损伤，对患者不适当的搬动，可能造成截瘫。

2. 判断患者呼吸和脉搏

一旦患者呼吸异常（停止、过缓或喘息），即可认定出现心脏泵血功能机械活动的突然停止，应该立即予以心肺复苏。

3. 启动急救医疗服务体系

对于第一反应者来说，如发现患者无反应、无意识及无呼吸，只有一人在现场，对成人要通过免提功能，先拨打当地急救电话（120），自己马上开始实施抢救。

4. 胸外按压的技术标准

按压频率100～120次/分钟，按压深度成人不少于5cm，但不超过6cm，每次按压后胸廓应完全回复，按压与放松比大致相等。尽量避免胸外按压中断，按压分数（即胸外按压时间占整个心肺复苏时间的比例）应≥60%。

按压时，患者应仰卧，平躺于硬质平面，术者位于其旁侧。若胸外按压在床上进行，应在患者背部垫以硬板。按压部位在胸骨下半段，按压点位于双乳头连线中点。用一只手掌根部置于按压部位，另一手掌根部叠放其上，双手指紧扣，手指不接触胸壁，以手掌根部为着力点进行按压。身体稍前倾，使肩、肘、腕位于同一轴线上，与患者身体平面垂直。用上身重力按压，按压与放松时间相同。每次按压后，胸廓完全回复，但放松时手掌不离开胸壁。按压暂停间隙，施救者不可双手倚靠患者。

儿童心肺复苏标准的操作流程与成人大致相同，主要差别是胸外按压的深度，儿童应控制在大约5cm，至少身体前后径的1/3。在实施双人儿童心肺复苏时，按压与通气比应为15：2（成人为30：2）。高质量心肺复苏的标准与成人相同。

5. 开放气道

无反应的溺水者一旦被移出水中，口鼻内的泥沙、水草要及时清理，但没有必要试图清除吸入气道中的水分而延误心肺复苏，这是因为大多数溺水者只吸入中度的水分，而且吸入的水分很快被吸收，进入血液循环或肺泡内，因此水分不会成为气道阻塞物。有些患者根本没有吸入任何东西，可能出现了喉痉挛或呼吸窒息。

6. 人工呼吸

人工呼吸时，每次通气必须使患者的肺脏膨胀充分，见胸廓上抬为度，切忌过度通气。口对口呼吸要确保气道通畅，捏住患者的鼻孔，防止漏气。施救者用口把患者的口完全罩住，呈密封状，缓慢吹气，每次吹气应持续 1 秒，确保通气时可见胸廓起伏。

第二章　创伤急救

第一节　什么是创伤

创伤（trauma）为机械因素加于人体所造成的组织或器官破坏。创伤可以根据发生地点、受伤部位、受伤组织、致伤因素及皮肤完整程度进行分类。洪涝灾害期间常见的创伤有以下几种。

一、闭合性创伤

皮肤保持完整，有时虽有伤痕，但不伴皮肤破裂及外出血，可有皮肤青紫（皮下出血，又称瘀斑或皮下瘀血）。若损伤部位较深，则伤后数日方见青紫。

1. 挫伤

挫伤是指由钝器或钝性暴力（如撞击等）所造成的皮肤或皮下诸组织的创伤。常有皮下脂肪、小血管的破裂，有时还可导致深部脏器的破裂。

2. 扭伤

扭伤是关节部位在一个方向受到暴力所造成韧带、肌肉、肌腱的创伤。一般情况下，扭伤并不造成关节的脱位，但可引起关节附近骨骼的骨片撕脱。

3. 闭合性骨折

闭合性骨折是指直接或间接外来暴力，造成骨骼的连续性中断，但皮肤无破裂。在骨折发生的同时，伴有附近肌肉、血管及神经的损伤。

4. 挤压伤

挤压伤是指由重物较长时间挤压所造成的严重创伤。如房屋倒塌、坑道泥土陷埋、车辆相撞等原因。

二、开放性创伤

开放性创伤伴有皮肤黏膜破裂及外出血。细菌易从创口侵入，引起感染。

故开放性创伤必须及时清创。

1. 擦伤

擦伤是指皮肤同粗糙致伤物摩擦而造成的表浅创伤。受伤部位仅有少量出血及渗出，因而伤情都较轻。

2. 刺伤

刺伤是指由细长、尖锐的致伤物所造成。伤口虽不大，但深部组织、器官可遭受破坏而不易被察觉，而被忽视。刺伤易引起深部感染。

3. 切割伤

切割伤是指由锋利的致伤物（如刀刃、玻璃）造成。伤口边缘较整齐。切割伤深度随外力大小而异。

第二节　创伤急救

一、第一目击者创伤救治原则

创伤致死第一个死亡高峰发生在伤后几分钟内，占死亡的50%以上。在洪涝灾害中，死亡原因多因脑干挫伤、高位脊髓伤，心脏、主动脉或其他大血管损伤，以及溺水、窒息引起。在重大洪涝灾害面前，受到诸多因素影响，如信息传递及处理时效、转运时间、交通情况、救援空间等限制，使得专业医师很难在第一时间到达现场。因此，"第一目击者"往往将承担基本急救任务。

二、现场环境评估

当第一目击者首次接触伤员时，不论面对单个伤员还是多名伤员，或现场环境如何复杂多变，急救人员、患者及周围人员的安全是第一重要的。在很多重大事故的现场，往往因为实施救援时忽略了对现场环境安全的评估，致使事件的严重程度进一步扩大，伤亡人数不断增多，甚至造成救援人员在工作过程中受到不必要的伤害。因此，第一目击者在进入事故现场前，一定要对现场环境进行彻底全面的评估，如洪灾现场是否存在触电风险，是否存在塌方风险，有无明火，有无燃油燃气的泄露，是否存在急流暗流，能否准确评估水位等，应充分了解事件性质，寻求人力、物力的帮助，以及确定是否可以获得专业的救助或医疗支持，以期在进入现场前有充足的医疗准备，以及完备的个人防护措施。

三、检伤分类及处置

对大量伤病者进行及时有效的检查、处置，尽可能挽救更多的生命，最大限度减轻伤残程度，以及安全、迅速地将全部患者转运至有条件的医院，行进一步治疗。如果现场伤病员不多，且有充足的医疗救护力量，应对所有伤员同时进行检查、处理；如现场伤病员多，又没有足够的医疗救护人力、物力时，必须先对全部伤病员进行快速检伤分类，确定哪些有生命危险，应最先获得救治，哪些可暂不救治。

1.意识状态的评估，迅速判断伤员是否清醒，是否有所反应。对于意识丧失、呼吸停止及大动脉搏动不能触及的伤员，应立即进行心肺复苏（操作要领见"溺水急救"部分）。

2.循环状态的评估，主要包括：脉搏、末梢循环，以判断伤员出血情况，同时也应迅速观察患者全身有无可见的活动性出血，并采取相应的止血措施，这是在创伤早期挽回伤者生命的重要手段。

3.气道的评估。溺水、火灾、泥石流等，通常引起患者不同程度的气道梗阻，特别是火场逃生的伤员，气道梗阻往往在数分钟至几小时内迅速发生。救治者要有意识地及时清洁患者口腔及气道。

4.呼吸的评估，包括呼吸频率、节律等，对于已经停止自主呼吸，并且不能检查到脉搏波动的患者，应立即进行心肺复苏。

四、洪灾常见创伤基本处置

1. 止血

伤口出血呈喷射状或鲜红血液涌出时，立即用清洁手指压迫出血点上方（近心点）使血流中断，并将出血肢体抬高或举高，以减少出血量。

用止血带止血时，应先用柔软布片数层，垫在止血带下面，不要在上臂中1/3处和腋窝下使用，以免损伤神经。严禁用电线、铁丝、细绳等作为止血带使用。

2. 消毒

常规消毒的第一步，需要清理伤口和止血，防止造成伤口感染化脓。如果伤口存在流血情况，应及时用纱布压迫止血。操作过程中，应尽量避免直接用手接触伤员伤口。

对于已经化脓或伴有大量分泌物的伤口，应先用生理盐水清洗稀释脓液，然后用棉签或棉球蘸掉脓液和腐肉，保持伤口干净平整，再进行消毒。

伤口清理干净后，棉球蘸取碘伏、过氧化氢等，给创面消毒处理，在条件有限的情况下，也可以选用消毒酒精对创面进行消毒，但酒精的刺激性较强，应根据伤员的情况酌情选择。在不具备药物的情况下，应使用生理盐水或清水，对创面进行反复冲洗，防止感染。

3. 包扎

包扎在外伤中应用非常广泛，有止血、保护伤口、防止感染、扶托伤肢，以及固定敷料、夹板等作用。

常用的包扎材料有急救包、三角巾、绷带、四头带等。在紧急情况下，亦可就地取材。

包扎的注意事项：①开放性伤口在包扎前应做好消毒。②充分暴露。③快速检查，明确伤处及出血点。④动作要轻，以免造成二次伤害。⑤包扎牢固，松紧适度，打结时要避开伤口和不宜压迫的部位。

4. 固定

固定的目的在于制动、止痛，减轻伤员痛苦，防止伤情加重，防止休克，保护伤口，防止感染，便于运送。适用于骨折伤员。

5. 搬运

伤员转运环节是救援流程中至关重要的一环，也是最容易发生二次伤害的环节。

搬运注意事项：①昏迷伤员要注意保持呼吸道通畅，必要时可用别针穿过舌尖、拉出固定于领扣附近，防止窒息。②颈椎伤应有人协助牵引、固定头部。③脊椎、脊髓伤要避免伤员身体弯曲、扭转，要平抬平放，宜用平板担架和仰卧姿势。④搬运过程中，要时刻注意伤情变化，如发现面色苍白、头昏眼花、血压下降、脉搏减弱、恶心、呕吐、烦躁不安等，应暂停转运，必要时应就地抢救。

第三章 疾病预防

第一节 洪涝灾害期间的溺水和触电预防

暴雨降临时，应尽量避免外出，可以选择居家或在单位停留，待雨势减缓或雨停后，再进行户外活动。一旦发生洪涝灾害，应避免涉水活动。如果必须外出，应注意以下事项，以避免溺水或触电。

一、做好防水准备，科学应对电线断落

1. 暴雨、洪灾发生时，电可能是无形杀手，尽量不要出门，如果必须出门，并可能涉水的话，一定要小心，并做好防水、绝缘准备，比如穿上雨靴。蹚水时，随时观察所通过路段有无带电设备淹没于水中。

2. 如果你正好路过断落电线的路段，该怎么做才能脱离危险？①如果你与断落电线的距离大于8米，应在周围做好醒目标志，并在第一时间通知当地供电公司到现场处理。②如果你与断落电线的距离小于8米，这时你可能会产生脚麻的感觉，此时不要慌张，更不能跑。当带电电线断落在地面上时，距离断落地点越近，电压越高；距离断落地点越远，电压越低。当你双脚并立，站在地上时，双脚电压等级基本一致，危险性不大。一旦开始跨步，随着双脚落点不同，电压也不同。这样一高一低，就产生了电位差，电流就会进入人体。因此，正确的做法是：背向电线断落点，单腿跳跃，跳至8米以外，避开跨步电压，然后及时打电话通知供电公司，进行紧急处理。

二、安全施救，防止漏电，避开电线杆

1. 一旦发现有人在水中触电倒地，千万不要靠近搀扶。必须在采取应急措施后，才能对触电者进行抢救，否则不但救不了别人，而且还会导致自身触电。

2. 电动车被水泡过之后，尽量不要骑，不要挪动，防止漏电，等它彻底

晾干。

3. 在户外行走时，尽量避开电线杆的斜拉铁线。远离电力设施，如电线、配电箱、变压器、高压电塔等，更不要在架空变压器下避雨。不要触摸电力线附近的树木。

第二节　从生活习惯预防洪涝灾害后疾病

一、合理饮食，预防洪涝灾害后胃肠疾病

洪涝灾害后容易出现胃肠疾病。罗振湘在《治痢南针》中提出："痢疾者……其传染迅速者，尝至有一人患病，传染一家，一家患病，传染一乡一邑……传染迅速者，多由天时不正，并地下污秽之气感于人身，郁结不解，变生此病。西医谓之细菌，国医谓之戾气，其实细菌之发生皆因于戾气。"可见，水患后由于卫生条件骤降，导致食水大量污染，细菌等病原体大量滋生，从而导致一系列胃肠疾病。合理饮食，预防洪涝灾害后胃肠疾病，需要注意以下事项。

1. 牢记"三不要"

①不要吃腐败变质食物（暑季食物容易变质霉变，霉变常见感染禾谷镰刀菌）。②不要吃水淹死的家禽、家畜（对洪水淹没过的食品，如糕点、饮料、汽水、啤酒等，要严格按食品卫生要求处理，严防食物中毒和疾病流行）。③不要喝生水（如有条件，可进行饮用水的消毒，或钻打深水井）。

2. 听从"四建议"

①建议适当食用生蒜瓣，每日 2～3 次，每次 1～3 瓣，或将大蒜瓣放入菜食之中食用。②建议适当食用花椒，每日 2 次，每次 0.5g（约 20 粒），可煮水或开水泡服，可预防传染病及肠道寄生虫。③建议适当食用马齿苋、绿豆，可煎汤饮用，对防止感染有一定作用。④建议痢疾患者适当禁食，待病情稳定后，予清淡饮食为宜，忌食油腻荤腥之品。

二、洪灾后皮肤病的预防

皮肤是人体最大的器官，也是人体对抗洪水中病原微生物的第一道防线，

但是在抗灾过程中，常有皮肤外伤，破坏了"防线"的完整性，造成细菌、病毒乘虚而入，引起以局部红肿热痛为主要表现的丹毒、蜂窝织炎和以手、足、口部皮疹为主要表现的手足口病。洪灾过后，气温和湿度都较高，极易发生足癣、股癣等真菌性皮肤病，趾缝间、腹股沟等皮肤褶皱不易保持干燥的地方，会造成红斑、脱屑、瘙痒等症状，更有甚者，会在家庭成员内部传染。对于洪灾后常见的皮肤病，预防重于治疗。

洪涝灾害后皮肤病的预防，要注意以下几个方面：

1. 经历过洪水浸泡后，应使用干净的水源清洗皮肤，并保持干燥。

2. 已经出现的破溃伤口，应保持局部清洁，有条件的尽快开展覆盖可疑病原菌的抗感染治疗。

3. 对于因过敏产生的皮肤病，应尽快脱离过敏原的直接接触，这是最佳选择。

4. 若出现传染性的皮肤病（如脓疱疮等），应有意识隔离患病者与未病的家属，同时消毒相关衣物、床铺等。

5. 及时驱蚊虫，防止蚊虫类叮咬引发的皮炎，可使用蚊帐、蚊香等防蚊虫的物资，喷洒灭虫剂杀灭室外蚊虫，室内灭蚊则应采用氯氰菊酯或溴氰菊酯等对人体影响较小的驱蚊剂。此外，清除居住点周边的积水，可遏制蚊虫幼虫的生长。

三、洪涝灾害后血吸虫等传染病的预防

1. 血吸虫病的预防

血吸虫病是由血吸虫寄生于人体所引起的一种地方性寄生虫病，主要病变为在肝脏与结肠内由虫卵囤积而引起的肉芽肿。人体一般通过皮肤接触含尾蚴（血吸虫幼虫）的疫水而感染，而作为中间宿主的钉螺，在血吸虫病的发生、发展、治疗及预防中具有非常重要的意义。

我国的血吸虫病主要流行于长江流域及其以南地区，洪涝灾害使人群接触疫水机会增多，急性血吸虫感染风险提升。同时，钉螺扩散范围与程度增加，进而导致血吸虫病疫情的反复与回升。

洪涝灾害时，血吸虫病的预防，应注意以下几个方面：①减少或避免接触疫水，使用手套、胶靴等个人防护器材，接触疫水频繁的重点人群，应指

导其使用防护油、防蚴灵等防护药品，以降低血吸虫的感染率。②生活用水、饮用水需格外注意卫生，消毒灭螺后方可使用。③加强人、畜粪便管理，转移家畜，建立临时厕所，并搭棚加盖，防止雨水冲洗外溢，预防污染。④相关部门需全面监控灾前灾后钉螺及感染性钉螺分布，持续做好查灭螺工作，特别是一些往年检获感染性钉螺的环境。

2. 流行性出血热的预防

我国流行性出血热最主要的传染源是鼠类，由洪涝灾害导致的鼠群迁徙，会增加受灾地区及周边地区疾病流行的风险。因此，灾后当地政府及卫生部门应及时展开大规模灭鼠行动，捕杀的鼠类应焚烧或深埋。同时，也可以组织受灾群众集体接种出血热疫苗。

个人应注意保持卫生的生活环境，尽量避免在地铺或较矮的床铺、草铺上休息，以降低人鼠接触的概率；妥善保存粮食、食品，不要食用包装破损的食物。出血热病毒对热敏感，通过加热饮用水、食物，可以起到很好的防范作用。

第三节　从食疗预防洪涝灾害后疾病

一、从食疗预防中暑

洪涝灾害多为暑天，雨止天晴后，高温高湿，很容易出现中暑，通过以下食疗方法，可以起到一定的预防作用。

1. 紫苏汁（《调疾饮食辩》）

材料：紫苏、木瓜、厚朴。

做法：三味药泡水，代茶饮。

功效：散湿解暑，治霍乱脚气。

2. 生姜粥（《调疾饮食辩》）

材料：生姜、糯米。

做法：用糯米 100g，生姜 5～6 片，捣烂，共入砂锅内，水 500mL，煮至米熟，入连须葱数茎，再煮稠，加米醋二三匕。趁热服用，温覆取汗。

功效：主散表寒，又主胃寒吐逆，上气干呕，治感冒风寒，暑湿头痛、骨痛，四时疫气流行初起。

3. 薄荷汁（《调疾饮食辩》）

材料：薄荷。

做法：薄荷挤汁，或热水泡开，代茶饮。

功效：发汗解暑热。

4. 绿豆粥（《调疾饮食辩》）

材料：绿豆。

做法：绿豆煮水，饮用。

功效：主解热毒，止烦渴。凡病稍近热者，无不宜之。平人暑月常食此粥，亦极佳。

二、从食疗预防皮肤病

洪灾发生时，空气湿度较高，外湿引动内湿，加之不能维持皮肤干燥清洁、蚊虫叮咬，皮损破溃等，造成皮肤湿疹、瘙痒等症状，因而通过温中化湿、清热利湿，来预防皮肤病的发生，或作为辅助治疗。

1. 薏米绿豆百合汤

材料：薏苡仁 50g，绿豆 25g，鲜百合 100g，白糖适量。

做法：将百合去内膜，加盐轻捏，洗净以去苦味。薏苡仁、绿豆加水，煮至半熟，加百合，文火焖至熟烂，加糖即可。

功效：清热解毒，消渴利尿。用以治疗湿疹、风疹。

2. 薏米赤豆汤

材料：薏苡仁、赤小豆各 30g，冰糖适量。

做法：将薏苡仁、赤小豆加适量水，煮烂，加适量糖。

功效：清热、利水、除湿。适用于湿疹、皮肤过敏性瘙痒。

3. 马齿苋粥

材料：马齿苋 100～120g，大米适量。

做法：马齿苋洗净切段，加入大米、清水适量，煮成稀粥，适当调味后即可食用。

功效：清利肝经湿热。

4. 冬瓜薏苡绿豆汤

材料：冬瓜（连皮）适量，绿豆 100g，生薏苡仁 30g。

做法：以上食材加糖，共同煮熟即可。

功效：清暑化湿。可用于洪水退后，气温升高导致的湿热性皮肤病。

第四节 针灸推拿预防洪涝灾害后疾病

经历洪涝灾害后，人体由于感受邪气、毒虫侵袭、正气虚损等因素，容易出现相关疾病，给受灾群众的身体健康带来巨大威胁。中医诊疗注重见微知著、既病防变，中医药特色疗法如针灸、导引和推拿，在灾后疾病的预防中发挥着重要作用，为受灾群众恢复生产生活保驾护航。

一、艾灸预防

艾灸疗法借助灸火的热力和药物作用，发挥温阳散寒、扶阳固脱的作用，用于洪涝灾害后虚损性疾病的预防，如虚寒性呕吐、泄泻或正气不足诸虚损证。

1. 预防原则

预防原则为温通经络，扶助阳气。

2. 操作方法

以艾条灸为例，将艾条一端点燃，悬于腧穴或患处一定高度上，使热力较为温和地作用于施灸部位；或将点燃的艾条隔数层布或绵纸，实按在穴位上，使热力透达深部。

3. 推荐穴位

第一个推荐穴位为足三里。①定位：小腿外侧，犊鼻下 3 寸，犊鼻与解溪连线上。②功效：助运化，调气血，扶正气，壮元阳。③应用：消化不良、虚劳羸瘦等。

第二个推荐穴位为气海。①定位：下腹部，前正中线上，当脐中下 1.5 寸。②功效：培补元气，益肾固精，调理冲任。③应用：脏器虚惫、真气不足、肌体羸瘦、四肢力弱、神经衰弱等。

二、针刺预防

针刺的意义在于"通其经脉，调其血气，营其逆顺出入之会"，针灸治疗可通过外调经络，内治脏腑，发挥其独特优势。

1. 咳喘类疾病

洪涝灾害后人体易感受外邪，风邪夹寒夹湿，壅遏卫阳，肺气宣降不利而出现咳嗽、气喘等症状。

（1）预防原则　宣肺祛邪止咳。

（2）操作方法　毫针针刺，以手太阳、手阳明经为主。

（3）推荐穴位　第一个推荐穴位为肺俞。①定位：第三胸椎棘突下，后正中线旁开1.5寸。②功效：调补肺气，补虚清热。③应用：咳嗽、气喘等呼吸系统疾病。第二个推荐穴位为合谷。①定位：手背第一二掌骨间，第二掌骨桡侧的中点处。②功效：疏风散表，宣通气血。③应用：发热、喘咳及头面类疾病等。

2. 吐泻类疾病

洪涝灾害后人体易感受湿邪，脾阳被困，胃纳失调，气机升降失调，而出现呕吐、泄泻等症状。

（1）预防原则　运脾化湿和胃。

（2）操作方法　毫针针刺，以胃和大肠的募穴、下合穴为主。

（3）推荐穴位　第一个推荐穴位为中脘。①定位：前正中线上，胸骨下端与肚脐连接线中点。②功效：理气和胃，调理肠腑。③应用：腹痛、呕吐等消化系统疾病。第二个推荐穴位为天枢。①定位：腹部，横平脐中，前正中线旁开2寸。②功效：理气止痛，活血散瘀。③应用：腹泻、便秘等消化系统疾病，月经不调等妇科疾病。

3. 痛痹类疾病

洪涝灾害后人体易感受风寒湿邪，多邪夹杂，痹阻经脉而出现肢体疼痛、运动不利等症状。

（1）预防原则　通经活络，行气止痛。

（2）操作方法　毫针针刺，以疼痛局部为主。

（3）推荐穴位　第一个推荐穴位为血海。①定位：股前区，髌底内侧端上2寸，股内侧肌隆起处。②功效：活血祛风，行血化瘀。③应用：膝关节疼痛，月经不调等妇科等疾病。第二个推荐穴位为阴陵泉。①定位：小腿内侧，胫骨内侧下缘与胫骨内侧缘之间的凹陷中。②功效：健脾利水，通利三焦。③应用：下肢疼痛、腹胀等消化系统疾病。

三、导引预防

中医导引具有扶正祛邪、培护元气、行气活血、疏通经脉、舒筋通络的作用，从而调节人体阴阳，实现保养摄生的愿景。对洪涝灾害后可能出现疾病的预防，也能发挥重要作用，做到未病先防、既病防变、愈后防复。

1. 太极拳

太极拳是我国传统武术拳法，在国内外备受欢迎。其在拳术上讲究内外兼练、柔和、缓慢、轻灵，具有中正安舒、轻灵圆活、松柔慢匀、开阖有序、刚柔相济等运动特点。

（1）作用　身心兼修，调节身体功能，对心血管系统、呼吸系统、免疫功能及运动系统，都有很好的调节作用。

（2）适合人群　各年龄段均适宜。

2. 八段锦

八段锦是一套独立而完整的健身功法，其练习无须器械，不受场地局限，简单易学，作用显著。动作特点：柔和缓慢，圆活连贯；松紧结合，动静相兼；神与形合，气寓其中。

（1）功效　疏通经络，调和气血，调理心肾、脾胃、三焦，对各个脏腑的保健都有促进作用。

（2）适合人群　各年龄段均适宜。

四、小儿推拿预防

小儿推拿通过扶正祛邪，调整脏腑气血功能，达到预防和治疗儿科疾病的作用。尤其在咳喘类呼吸系统疾病、吐泻类消化系统疾病，以及生长发育不良等虚损类疾病的防治中，具有独特临床优势和疗效，在儿童保健领域独树一帜。

1. 清天河水

（1）定位：前臂正中，总筋（掌后腕横纹中点）至洪池（肘横纹处，肱二头肌肌腱桡侧缘）成一条直线。

（2）操作：用示、中指指腹自小儿腕部推向肘，推100～300次，如图

3-1 所示。

（3）功效：调理肺卫。

（4）应用：治疗小儿咳喘等呼吸系统疾病。

2. 捏脊

（1）定位：躯干后正中线。

（2）操作：用捏法自下而上操作3～5遍，如图 3-2 所示。

（3）功效：调阴阳，和脏腑，通经络。

（4）应用：治疗小儿吐泻等消化系统疾病。

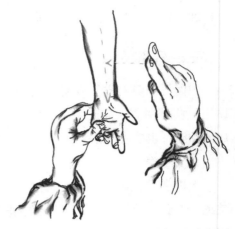

图 3-1　清天河水

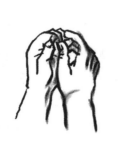
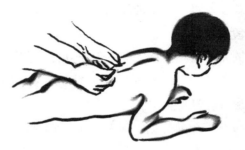

图 3-2　捏脊

第二部分

洪涝灾害后常见疾病的中医药治疗

第四章　神昏类疾病

神昏类疾病是以神识昏愦为主要症状的一类疾病，指由多种病因导致脏腑阴阳失调，致心脑受邪，邪阻闭窍，神明蒙蔽，或阴竭阳脱，神魂失养，是以神识不清、不省人事为特征的急危重症。中医文献中"昏迷""昏蒙""昏厥"和"谵昏"等病名，均属此范畴。本章主要以"溺水复苏后脑病""中暑""晕厥"为例，论治洪涝灾害后神昏类疾病。

第一节　溺水复苏后脑病

溺水复苏后脑病多发生于溺水时间较长，出现意识丧失或心搏骤停的患者，其经心肺复苏及高级生命支持后，虽循环恢复，但因缺氧造成大脑损伤，长期处于昏迷状态，或神识状态无法恢复正常，对其预后产生不利影响。

本节主要介绍溺水复苏后脑病的中医辨治。溺水复苏后脑病的辨治以虚实为纲，并分为两个实证证型：痰热腑实和湿浊蒙窍；两个虚证证型：阴精耗竭和阳脱不固。按照虚实辨证的方法，分别论述其证候特征、治疗及调护方案。

一、中医辨治

1. 痰热腑实

痰热腑实多由因痰热蕴结，腑气不通，浊邪上蒙清窍所致。

（1）临床表现　神昏谵语，躁扰不宁，日晡潮热，咳咯痰多，色黄质黏，腹部胀满，大便秘结。舌质深红，苔黄腻，脉沉实或弦滑。

（2）治则治法　化痰醒脑，通腑泄热。

（3）推荐方药　大承气汤加减。大黄10g，厚朴20g，枳实10g，芒硝6g，竹茹10g，郁金10g，石菖蒲15g等。中成药可选用安宫牛黄丸、醒脑静注射液。

（4）其他特色疗法　①中药灌肠。直肠滴入醒脑灌肠液（大黄10g，水蛭

10g，石菖蒲 15g，冰片 3g，水煎 150mL），早晚各 1 次。②针刺可选人中、合谷、太冲等，采用泻法行针。③可选取阳明经刮痧治疗，使皮肤局部出现红色粟粒状，或暗红色出血点等出痧变化。

（5）调护　注意加强气道管理，勤翻身拍背，协助患者活动肢体，保持大便通畅。

2. 湿浊蒙窍

因湿浊壅盛，上蒙清窍所致神志昏蒙。

（1）临床表现　神志昏蒙，身热不扬，时有恶心呕吐，咯痰色白，口角流涎。舌质嫩，体胖，苔白厚或垢腻，脉濡或滑。

（2）治则治法　利湿化痰，开窍醒神。

（3）推荐方药　菖蒲郁金汤加减。石菖蒲 15g，炒栀子 10g，鲜竹叶 9g，牡丹皮 15g，郁金 10g，连翘 10g，灯心草 6g，竹沥 10g 等。

（4）其他特色疗法　①可采用针刺及灸法，选用人中、合谷、太冲等穴位。②可床旁悬挂芳香化湿类香囊。

（5）调护　注意加强气道管理，加强痰液引流，勤翻身拍背，协助患者活动肢体，避免压疮形成。

3. 阴虚精亏

因长期溺水缺氧，获救后神昏日久，耗损阴精，所致神识不清。

（1）临床表现　神志不清，皮肤干皱，口唇无华，或面红身热，汗出肤冷，气息低微。舌淡或绛，少苔，脉芤或细数或结代。

（2）治则治法　救阴敛阳。

（3）推荐方药　全真一气汤加减。人参 10g，麦冬 15g，五味子 9g，熟地黄 20g，白术 10g，附子 8g，牛膝 10g 等。中成药可用生脉注射液。

（4）其他特色疗法　可采用针刺四神聪、人中、合谷、肾俞、太溪、涌泉等穴位。

（5）调护　注意加强营养，适当高蛋白饮食，加强护理，积极预防卧床相关并发症。

4. 阳脱不固

因长期溺水缺氧，阳气虚衰，元阳外脱所致神识涣散。

（1）临床表现　昏愦不语，面色苍白，气息微弱，冷汗淋漓，身凉、肢厥，二便失禁，肢体松弛无力。舌质淡，舌苔润，脉微欲绝，或虚浮无力。

（2）治则治法　回阳固脱。

（3）推荐方药　参附汤加减。人参 15g，附子 30g 等。中成药可用参附注射液。

（4）其他特色疗法　可采用灸法选取百会、神阙、关元、足三里等穴位。

（5）调护　注意保暖，保持患者衣物干燥，加强护理，积极预防卧床相关并发症。

二、临证备要

溺水复苏后脑病常见于溺水时间长、吸入水量大、肺部损伤严重的患者。大脑缺氧时间长，导致急性缺氧性损伤，如脑水肿、神经细胞坏死等，从而出现惊厥、肌阵挛、昏迷、认知功能障碍、四肢低肌张力性瘫痪、植物状态、脑死亡等临床表现，常预后不佳。如果心肺复苏后 12 ～ 24 小时，患者仍处于昏迷状态，可考虑给予头部亚低温治疗，降低脑组织对氧的需求，减少脑细胞代谢，也可延长大脑对缺氧耐受的时间。西医学的进步，为疾病的救治提供了更多的手段；呼吸机的发明，为中医恢复人体阳气提供了更加便捷的方式，在溺水后神昏患者身上使用呼吸机，可以起到"独参汤"般的作用，恢复人体阳气。

溺水复苏后脑病患者多伴随多器官损害，治疗期间要兼顾施治。其次，此类患者大多需长期卧床，要加强营养，加强护理，积极预防坠积性肺炎、深静脉血栓等相关并发症。

第二节　中　暑

中暑是指在夏日酷暑或高温环境下，暑热或暑湿秽浊之邪卒中脏腑，热闭心神，或伤气耗津，引动肝风，暑闭气机，而症见头痛头昏，身热汗出，烦躁，口渴，甚或忽然猝倒，神昏抽搐的急性病证。相当于西医学热射病（中暑高热）、热痉挛（中暑痉挛）、热衰竭（中暑衰竭）。

本节主要介绍中暑的中医辨治。根据暑邪的侵袭程度，以及患者的证候表现，将中暑以暑邪传变顺序为纲，划分为暑邪袭表、暑入阳明、暑陷心包及暑热动风四个证型，并分别论述不同证型的辨治要点。

一、中医辨治

1. 暑邪袭表

因暑邪侵袭肌表，卫气失调所致。

（1）临床表现　头昏头痛，心烦胸闷，口渴多饮，全身疲软，汗多，发热，面红。舌红，苔黄，脉浮数。

（2）治则治法　解暑醒神，益气生津。

（3）推荐方药　王氏清暑益气汤加减。太子参20g，石斛15g，麦冬12g，黄连5g，竹叶9g，荷梗9g，知母9g，粳米15g（包煎），西瓜翠衣30g，滑石30g，甘草6g等。中成药可选用藿香正气丸（胶囊、滴丸、水）、清暑益气丸、生脉饮口服液等。

（4）其他特色疗法　①食疗方：绿豆100g，放入1000mL水中，煮至开锅，代茶饮，不拘时服。②针刺可选用大椎、合谷、内关、曲池等穴位，亦可点刺放血。

（5）调护　转移至凉爽通风的地方，减少活动，及时补水，可适当饮用果汁、淡盐水等，预防电解质紊乱。

2. 暑入阳明

因暑邪传入阳明之经，阳明经热盛所致。

（1）临床表现　高热汗多，头痛且晕，心烦口渴，面红而垢，气粗，或背恶寒。舌红，苔黄腻少津，脉洪数或虚数。

（2）治则治法　清暑泄热，益气生津。

（3）推荐方药　白虎加人参汤加减。石膏30g，知母15g，粳米30g（包煎），太子参15g，甘草6g等。中成药可选用生脉饮口服液、清开灵注射液、参脉注射液等。

（4）其他特色疗法　①针刺采用泻法，取穴可选用大椎、合谷、内关、曲池、委中等穴位。②刮痧可取督脉、手厥阴心包经、手阳明大肠经，用手指弹拨提拉，或用羹匙铜钱边缘刮皮肤，使皮下出血，皮肤上出现青紫出血斑。

（5）调护　迅速远离高温环境，及时补充水分及电解质，可应用冰块、冰袋等冷敷降温，加强散热。

3. 暑陷心包

因暑热炽盛，内陷心包，而元神伤耗、阴血涸竭所致。

（1）临床表现　高热烦躁，谵妄或神昏不语，或突然昏倒，不省人事，身热肢厥，气粗如喘，牙关微紧或口开。舌绛，脉虚数。

（2）治则治法　祛暑清热，开窍醒神。

（3）推荐方药　清营汤加减。水牛角30g（先煎30分钟），生地黄24g，玄参10g，金银花30g，丹参15g，竹叶10g，黄连6g，连翘10g，麦冬15g等。中成药可选用安宫牛黄丸、血必净注射液、醒脑静注射液。

（4）其他特色疗法　①针刺采用泻法，强刺激，选穴人中、合谷、承浆、十宣等穴，也可用三棱针放血。②耳针疗法：针刺心、枕、交感、皮质下、肾上腺区域，亦可采用耳尖放血法。

（5）调护　迅速远离高温环境，尽快开放静脉通道，补充水分及电解质，可酒精擦浴，应用冰块、冰袋等冷敷降温，积极物理降温。

4. 暑热动风

因暑热炽盛，内陷心包，而元神伤耗，阴血涸竭所致。

（1）临床表现　高热汗多，四肢抽搐，甚则角弓反张，牙关紧闭，神昏不清，或喉中痰鸣。舌绛，苔黄燥，脉弦数。

（2）治则治法　祛暑清热，息风止痉。

（3）推荐方药　羚羊钩藤汤加减。水牛角30g，钩藤12g（后下），桑叶15g，菊花15g，鲜生地15g，生白芍10g，川贝母12g，竹茹15g，茯神15g，防风12g等。中成药可选用紫雪丹、安宫牛黄丸、血必净注射液、醒脑静注射液。

（4）其他特色疗法　①针刺采用泻法，取穴可选用大椎、合谷、内关、曲池、委中等穴位。②中药涂擦，水牛角30g（先煎），冰片6g（后下），石菖蒲15g，白芷15g，石膏30g，栀子15g，煎药400～600mL，兑入冰盐水，擦浴头额、颈、腋下、腹股沟处。③中药直肠滴入，水牛角30g（先煎），冰片6g（后下），石菖蒲15g，白芷15g，栀子15g，煎药600mL，分3袋，兑入冰盐水，直肠滴入。

（5）调护　迅速远离高温环境，尽快开放静脉通道，补充容量并纠正水、电解质平衡，积极物理降温，注意生命体征监测，加强营养支持，积极预防卧床相关并发症。

二、临证备要

发生洪涝灾害后，环境高温高湿，救援人员及受灾群众更易发生中暑，如果中暑患者没有得到及时的救治，其症状极有可能会进一步加重，甚至导致死亡。根据 2019 年国家卫生健康委发布的《职业性中暑的诊断》内容，一旦发现重症中暑患者，应及时抢救，早期快速扩容、抗休克，纠正水、电解质及酸碱平衡紊乱，早期抗凝，阻遏弥漫性血管内凝血进展，及时阻断炎症反应，保护内皮细胞功能，积极支持器官功能，进一步降低死亡率。重症患者发病 30 分钟内的降温速度，很大程度会影响患者预后，所以院前急救和院内急救要有序紧密结合，尽早进行初步处理，积极控制病情发展。

第三节 晕 厥

晕厥是以突然昏倒，不省人事，或伴四肢逆冷为主要临床表现的一种病证。发病前常伴先兆症状，如头晕、视物模糊、面色苍白、出汗等，发病时常伴有恶心、汗出，或伴有四肢逆冷。本节主要论述洪涝灾害后，由各种原因，如缺氧、溺水、情志刺激、劳累过度等导致的晕厥的中医辨治。本病辨证主要辨病因、辨虚实、分气血，结合洪涝灾害发生时的外界因素及患者体质情况，以虚实为纲，分为气逆晕厥、气虚晕厥、痰盛晕厥三个证型。晕厥是一种急性病证，轻者短时间内可自行苏醒，重者或一厥不醒，预后不良，应当及时救治，以虚实为纲进行辨治，醒神回厥，苏醒后按病情的不同进行中医辨治。

一、中医辨治

1. 气逆晕厥

因情志刺激导致气机上逆，肝郁不舒，壅阻心胸，内闭神机而引起晕厥。

（1）临床表现　由情志异常、精神刺激而诱发，突然昏倒，不省人事，或伴有四肢厥冷，呼吸气粗，口噤握拳。舌质紫暗，苔薄白，脉伏或沉弦。

（2）治则治法　开窍，顺气，解郁。

（3）推荐方药　通关散合五磨饮子。皂角刺20g，细辛10g（研磨成粉，少量吹鼻取嚏），沉香6g，乌药10g，槟榔15g，枳实15g，木香9g，檀香3g，丁香10g，藿香10g，水煎服。中成药可选用苏合香丸宣郁理气，开窍醒神。

2. 气虚晕厥

因元气素虚，加之遭受洪水灾害打击，清阳不升，神明失养而引起晕厥。

（1）临床表现　发病前有明显的情绪紧张、恐惧、疼痛、呼吸不畅，或站立太久等因素而诱发，发作时眩晕昏仆，面色苍白，呼吸微弱，汗出肢冷，舌淡，脉沉细微，以体弱的老人或年轻女性多见。

（2）治则治法　补气，回阳，醒神。

（3）推荐方药　生脉饮或四味回阳饮。人参30g，制附子10g（先煎），炙甘草6g，干姜9g，麦冬15g，五味子15g。中成药可选用参附注射液、生脉注射液，平时可服用香砂六君丸、归脾丸。

3. 痰盛晕厥

因素体痰湿较重，洪水灾害发生期间情绪激动，痰随气升，上闭清窍而引起晕厥。

（1）临床表现　素有咳喘宿痰，多湿多痰，情志刺激后突然晕厥，喉中有痰鸣，或呕吐涎沫，呼吸不畅。舌质暗，舌体胖大，苔白腻，脉沉滑。

（2）治则治法　行气豁痰。

（3）推荐方药　导痰汤。陈皮15g，枳实15g，法半夏9g，胆南星9g，茯苓20g，紫苏子15g，白芥子10g。中成药可选用猴枣散。

（4）其他特色疗法　①针刺水沟、内关、涌泉，虚证配气海、关元，实证配合谷、太冲。②耳针选神门、肾上腺、心、皮质下。③三棱针点刺十二井或十宣，使其出血数滴；点刺大椎出血后，加拔火罐。适用于实证。

（5）调护　加强锻炼，增强体质，保持心情舒畅，避免情志和环境刺激。苏醒后应消除紧张情绪，禁烟酒及辛辣香燥饮食。

二、临证备要

1. 本病发作急骤，具有突发性和一过性。往往在发病前有明显的诱发因素，最常见的是情志过极，如暴怒、紧张、恐惧、惊吓等。发作前有头晕、恶心、面色苍白、出汗等先期症状。发作时昏仆，不省人事，或伴有四肢逆冷。对于重症患者，应采取中西医结合、中成药、针灸等综合应急措施，及时救治。

2. 各型之晕厥，特点不同，但也有其内在联系，这种联系主要是由生理上的关联和病因病机的共性所决定。例如，痰盛晕厥与气逆晕厥是由于痰随气动而互相联系。情志过极，以致气血逆乱而发厥，则与气逆晕厥、气虚晕厥、痰盛晕厥均有密切关系。因此，临床上既要注意晕厥病证不同类型的特点，又要把握其共性，全面兼顾，方能提高疗效。

3. 晕厥是内科常见危急重症，常容易并发脱证，故有时也厥脱并称。中医药治疗本病的药物剂型丰富，包含丸、散、片、汤等多种剂型，给药途径也从单一口服发展为多途径给药，如注射剂型，从而提高了中医药治疗厥脱病证的疗效。回阳救逆的参附注射液，以及益气养阴的生脉注射液和参脉注射液等，可根据临床情况，于急需时采用。

第五章 吐泻类疾病

吐泻类疾病是指以恶心呕吐、腹泻为主要症状的一类疾病，是外邪侵袭机体后，损伤脾胃，升降失司，气机逆乱而引起的以上吐下泻为主要症状的病证。本章主要论述洪涝灾害后出现的急性吐泻性疾病的中医辨治，如痢疾、泄泻、霍乱、食物中毒、呕吐等疾病，均可参照本章诊疗。

第一节 痢 疾

痢疾是因外感时行疫毒，内伤饮食，而致邪蕴肠腑脂膜，气血凝滞，传导失司，以腹痛腹泻、里急后重、下痢赤白脓血为主症的具有传染性的疾病。病位在肠，与脾胃有密切关系。

本病的病理性质分寒热虚实，病机演变多端。洪涝灾害过后多为实证，因湿热或寒湿所致，因而本节以邪气性质之寒热为纲，外感湿热或疫毒内侵，壅滞腑气，熏灼肠道，下痢鲜紫脓血，壮热口渴，皆属热证。寒湿阴邪所致者为寒证。将痢疾分为湿热痢、寒湿痢、疫毒痢三个证型，形成"纲目条辨"的辨治体系。

一、中医辨治

1. 湿热痢

因外感湿热，脾失健运，湿热夹滞，或伤及肠络而引起的痢疾。

（1）临床表现 腹部疼痛，以下腹部为著，里急后重，大便中有红色、白色脓血样物质，甚至黏稠如胶冻样物质，气味腥臭，肛门灼热，小便短而黄。舌苔黄腻，脉滑数。

（2）治则治法 清热解毒，调气行血。

（3）推荐方药 芍药汤加减。白芍 30g，当归 15g，黄连 15g，槟榔 6g，木香 9g，炙甘草 6g，大黄 9g（后下），黄芩 15g，肉桂 6g。颗粒剂或中药饮片，水煎服，每日 1 剂。中成药可选用香连片（丸）、复方黄连素片。

（4）调护　应当空腹温服中药汤剂，并督促患者多喝温开水、淡糖盐水，补充体液，以防电解质紊乱。同时饮食宜清淡，以半流质饮食为主，忌肥甘厚腻、辛辣油炸之品。

（5）名老中医经验方　红白痢疾方：白头翁30g，马齿苋30g，生山楂30g，生薏苡仁30g。颗粒剂或中药饮片，水煎服，每日1剂。

2. 寒湿痢

因寒湿内阻，脾胃阳虚所致的痢疾。

（1）临床表现　腹部疼痛，具有牵引感或紧缩感，泻下物为红色及白色黏液胶冻样物质，白色较多、红色较少，或完全为纯白色物质，里急后重，自觉口淡无味，腹胀，头身困乏。舌质淡，苔白腻，脉濡缓。

（2）治则治法　温中燥湿，调气和血。

（3）推荐方药　不换金正气散加减。苍术12g，陈皮12g，姜半夏10g，厚朴10g，藿香12g，甘草6g，生姜10g，大枣10g。颗粒剂或中药饮片，水煎服，每日1剂。中成药可选用藿香正气丸（胶囊、滴丸、水）。

（4）其他治疗方法　针灸：天枢（艾灸）、足三里（针刺）、上巨虚（针刺）。

（5）调护　应当饭前温服中药汤剂，同时注意卧床休息，腹部保暖。同时饮食宜清淡，以半流质饮食为主，可适当食用葱、姜、蒜等温中散寒之品，忌食生冷之物。

3. 疫毒痢

因疫毒外侵，壅滞肠道所致的具有较强传染性的痢疾叫疫毒痢。

（1）临床表现　骤然发病，发热，热势较高，体温≥38.5℃，头痛、烦躁、恶心、呕吐，反复下痢不止，泻下脓血便，可呈鲜紫色，腹部剧烈疼痛，甚至出现昏迷。舌质红绛，舌苔黄燥，脉滑数或微欲绝。

（2）治则治法　清热解毒，凉血除积。

（3）推荐方药　白头翁汤合芍药汤加减。白头翁15g，黄连6g，黄柏12g，秦皮12g，芍药30g，当归15g，槟榔6g，木香6g，炙甘草6g，大黄9g，黄芩15g，肉桂5g。颗粒剂或中药饮片，水煎服，每日1剂。中成药可选用复方黄连素片、肠炎宁（片、胶囊）。

（4）其他治疗方法　针刺曲池、十宣、少商，可针刺放血。

（5）调护　宜偏凉时服用中药汤剂，同时对于高热患者，应当予以物理降温或药物退热，防止发生神昏、惊厥等症状。因本病变化较快，应密切观察，做好记录。同时清淡饮食，以流质饮食或半流质饮食为主，忌食肥甘厚腻、辛辣油炸之品。

二、临证备要

1.注意痢疾治疗禁忌。忌过早补涩，忌峻下攻伐，忌分利小便，以免留邪或伤正气。

2.辨治痢疾的关键包括三个方面，一为辨寒热，大便排出脓血，色鲜红，甚则紫黑，稠厚腥臭，腹痛，里急后重明显，口渴，口臭，小便黄赤，舌红苔黄腻，脉滑数者属热；大便排出赤白清稀，白多赤少，腹痛喜按，里急后重不明显，面白肢冷形寒，舌淡苔白，脉沉细者属寒。二为辨湿热，痢疾为感受湿热疫毒所致，凡痢下赤多白少者为热胜湿，痢下赤少白多者为湿胜热；三为辨气血，白痢伤气，红痢伤血，注意补气和血。同时，在痢疾的治疗上，初起以祛邪为主，最忌收涩，收涩会导致闭门留寇。

3.注意与泄泻相鉴别。两者均可发生于洪涝灾害后，都有腹痛、大便次数增多等症状，但痢疾大便次数虽多而量少，排赤白脓血便，腹痛伴里急后重感明显。而泄泻大便溏薄，粪便清稀，或如水，或完谷不化，而无赤白脓血便，腹痛多伴肠鸣，少有里急后重感。当然，泻、痢两病在一定条件下又可以相互转化，或先泻后痢，或先痢而后转泻。一般认为先泻后痢病情加重，先痢后泻为病情减轻。

第二节　泄　泻

泄泻常由外感湿热，内伤饮食等因素，导致脏腑功能失调，诱发以大便稀薄、次数增多为主症的疾病。主要表现为大便次数增多，粪质清稀；或便次不多，但粪质清稀，甚至如水状；或大便溏薄，完谷不化，便中无脓血。

本节主要论述洪涝灾害后出现泄泻的中医辨治。本病的中医辨治以病因为纲，细分出寒湿泄泻、湿热泄泻、伤食泄泻、脾虚泄泻四个证型。

一、中医辨治

1. 寒湿泄泻

因寒湿内盛，脾失健运，导致清浊不分而引起的泄泻。

（1）临床表现　泄泻清稀，甚则如水样，腹痛肠鸣，脘闷食少。舌苔白腻，脉濡缓。

（2）治则治法　芳香化湿，解表散寒。

（3）推荐方药　藿香正气散加减。藿香15g，白术20g，陈皮15g，姜半夏10g，大腹皮18g，白芷10g，紫苏12g，茯苓20g，厚朴10g，桔梗10g，甘草6g，生姜10g，大枣10g。颗粒剂或中药饮片，水煎服，每日1剂。中成药可选用藿香正气丸（胶囊、滴丸、水）。

（4）其他特色疗法　①食疗方：大蒜适量，生吃；花椒，水煎服。②针灸：神阙（灸）、关元、天枢、足三里。

（5）调护　①治疗期间不要饮用不洁的河水、井水等；不要食用馊腐变质的食物。②不要在过于寒凉湿冷的地方坐卧过久，同时注意保暖。

2. 湿热泄泻

因湿热壅滞，损伤脾胃，导致传化失常而引起的泄泻。

（1）临床表现　泄泻腹痛，泻下急迫，或泻而不爽，粪色黄褐，气味臭秽，肛门灼热，或身热口渴，小便短黄。舌苔黄腻，脉滑数或濡数。

（2）治则治法　清热利湿。

（3）推荐方药　葛根黄芩黄连汤加减。葛根15g，黄芩15g，黄连15g，金银花10g，马齿苋20g，生薏苡仁30g，厚朴10g，茯苓20g，泽泻15g，车前子30g（包煎），甘草10g。颗粒剂或中药饮片，水煎服，每日1剂。中成药可选用香连片（丸）、葛根芩连片。

（4）其他特色疗法　①食疗方：鲜马齿苋煎服、凉拌；薏苡仁30g，绿豆30g，赤小豆30g，煮水当茶饮。②针灸：耳针可取大肠、小肠、腹、胃、脾、神门，也可选用王不留行籽耳穴贴压。

（5）调护　治疗期间流质或半流质饮食，清淡饮食，不要食用生冷油腻、辛辣刺激的食物。

3.伤食泄泻

因宿食内停，阻滞肠胃，导致传化失司而引起的泄泻。

（1）临床表现　泻下稀便，臭如败卵，伴有不消化食物，脘腹胀满，腹痛肠鸣，泻后痛减，嗳腐酸臭，不思饮食。舌苔垢浊或厚腻，脉滑。

（2）治则治法　消食导滞。

（3）推荐方药　保和丸加减。炒神曲 15g，焦山楂 15g，炒莱菔子 30g，法半夏 10g，陈皮 15g，茯苓 20g，连翘 15g，枳实 12g，槟榔 10g，炒鸡内金 15g。颗粒剂或中药饮片，水煎服，每日 1 剂。中成药可选用保和丸、健胃消食片、香砂养胃丸。

（4）其他特色疗法　①食疗方：山楂 15g，陈皮 15g，煎水当茶饮。②可用掌摩法，顺时针在腹部轻柔地摩动，以和中理气，消食导滞。

（5）调护　治疗期间流质或半流质饮食，不食用生冷油腻、辛辣刺激的食物；可适量运动。

4.脾虚泄泻

因脾虚失运，清浊不分而引起的泄泻。

（1）临床表现　稍进油腻食物或饮食稍多，大便次数明显增多而发生泄泻，伴有不消化食物，大便时泻时溏，饮食减少，食后脘闷不舒。舌淡苔白，脉细弱。

（2）治则治法　健脾益气，和胃渗湿。

（3）推荐方药　参苓白术散加减。党参 20g，炒白术 20g，茯苓 20g，甘草 6g，砂仁 6g（后下），陈皮 15g，桔梗 15g，白扁豆 20g，炒山药 20g，炒薏苡仁 20g。颗粒剂或中药饮片，水煎服，每日 1 剂。中成药可选用参苓白术胶囊（片）、资生丸。

（4）其他特色疗法　①食疗方：取莲子 30g，山药 80g，白扁豆 10g，红枣 10 枚，粳米 50g，熬粥。②针灸：神阙（灸）、关元、天枢、足三里。③穴位贴敷：神阙、天枢、脾俞、足三里。④拔罐：天枢、大肠俞。

（5）调护　应当饭前温服中药汤剂，不要食用寒凉、生冷的食物。若泄泻耗伤胃气，可给予淡盐水、米粥以养胃气。

二、临证备要

1. 本病需与痢疾、霍乱相鉴别。三者病位均在胃肠，症状均有大便次数增多。但痢疾是以腹痛腹泻，里急后重，下痢赤白脓血为主症的具有传染性的疾病。霍乱是以突然发作，上吐下泻为主症的疾病，常伴恶寒、发热、腹痛等。

2. 泄泻在采用上述中医疗法治疗的同时，应注意纠正腹泻所引起的水、电解质紊乱和酸碱平衡失调；对于感染性腹泻，需针对病原体进行治疗。

第三节　霍　乱

霍乱是指摄入由霍乱弧菌污染的食物或水而引起的以急性腹泻为主要临床表现的传染性疾病。具有起病急、病情重、变化快的特点，多发生于夏季，尤其在洪涝灾害后极易发生，并引起大范围传播。

本病主要因疫疬邪气（以湿毒之邪为主）侵袭机体，导致脾气受损，水湿不运，引起机体吐泻。本节以寒热为纲，将霍乱分为寒霍乱、热霍乱两个证型，又分出难辨寒热，但症状病情更重的干霍乱，形成"纲目条辨"的辨治体系。

一、中医辨治

1. 寒霍乱

寒湿秽浊之气侵袭机体，脾阳、脾气受损，水湿不运，蕴结中焦，清浊不分，升降失司所致霍乱。

（1）临床表现　突发恶心、呕吐、腹泻，初期泻下可见粪便，继则泻下清稀，如米泔水样，臭秽难闻，常伴腹痛，胸脘痞闷，四肢清冷。舌苔白腻，脉象濡弱。

（2）治则治法　散寒燥湿，芳香化浊。

（3）推荐方药　藿香正气散合二陈汤加减。藿香 15g，紫苏叶 9g，桔梗 9g，白芷 9g，法半夏 15g，苍术 9g，陈皮 9g，茯苓 20g，厚朴 9g，甘草 6g，水煎服。中成药可选用藿香正气水、藿香正气胶囊、附子理中丸。

（4）其他特色疗法　①食疗方：薏苡仁30g，白扁豆20g，赤小豆30g，煮水当茶饮。②中医特色疗法：温阳散寒燥湿中药穴位贴敷，如神阙、足三里、关元等。

（5）调护　服药后注意保暖，避免受风受寒；清淡易消化饮食，避免摄入污染水源或食物；保持心情舒畅，劳逸结合。

2. 热霍乱

夏季洪涝灾害后，天气转热，暑湿秽浊之气侵袭机体，郁遏于中焦，清浊相混，起病较急。

（1）临床表现　突发上吐下泻，泻下如米泔汁，臭秽难闻，口渴，心烦躁急，腹痛，甚者绞痛难忍，小便黄赤。舌苔黄腻，脉象濡数。

（2）治则治法　清热化湿，辟秽泄浊。

（3）推荐方药　燃照汤合连朴饮加减。草果仁9g，淡豆豉24g，栀子15g，佩兰叶15g，半夏15g，黄连9g，厚朴9g，石菖蒲12g，黄芩9g，滑石30g，甘草6g，水煎服。中成药可选用连花清瘟胶囊。

（4）其他特色疗法　①食疗方：薏苡仁30g，绿豆30g，赤小豆30g，煮水当茶饮。②中医特色疗法：清热解毒、化湿祛浊中药穴位贴敷，如神阙、上巨虚、下巨虚、大肠俞等。或背俞穴刮痧。

（5）调护　清淡饮食，忌食辛辣刺激，避免摄入污染水源或食物；保持心情舒畅，起居有时，劳逸结合。

3. 干霍乱

暑湿秽浊疫疠之气侵袭机体，壅遏中焦，导致气机壅塞，升降失司，上下不通；或暑湿壅滞日久，蕴结化热；或疫疠之气壅塞，导致阳气不能宣通所致。

（1）临床表现　突发腹中绞痛，欲吐不得吐，欲泻不得泻，烦躁闷乱，甚则面色青惨，四肢厥冷，头汗出，脉象沉伏，甚者可见死亡。

（2）治则治法　理气宣滞，解毒避秽泄浊。

（3）推荐方药　玉枢丹加减。麝香0.06g，冰片0.15g，朱砂0.3g，雄黄0.06g，千金子霜0.5g，红大戟1g，五倍子3g，山慈菇3g，制散，薄荷煎汤或绿豆汤服之。中成药可选用紫雪丹。

（4）其他特色疗法　①食疗方：大黄15g，槟榔30g，煮水少量，多次服用。②中医特色疗法：十宣穴点刺放血；或局部刮痧治疗。

（5）调护　加强营养，扶助正气；饮食干净，不食生冷刺激食物；起居有时，劳逸结合。

二、临证备要

霍乱属于我国甲类传染病，其较强的传染性应被人们所重视。历来有"大灾之后防大疫"的说法，不能掉以轻心。霍乱多是由于感受湿毒之邪所致，而湿毒具有明显的季节性，以长夏梅雨季节为主，辨证治疗时需分清寒热、轻重缓急。

1. 注意与痢疾、泄泻相鉴别。三者病位均在胃肠，症状均有大便次数增多。但痢疾以腹痛，里急后重，赤白黏液便为主要症状；泄泻则粪便清稀，或完谷不化，无赤白脓血便，少有里急后重感；霍乱大便如米泔水样，剧烈上吐下泻，病情较重。

2. 洪涝灾害后，凡有腹泻、呕吐等症状，都应行大便常规及大便培养检查，排除痢疾、胃肠炎等，以明确诊断。霍乱一旦流行，凡接触霍乱患者，且有腹泻症状者，要高度警惕，及时排查。

3. 由于本病的致病特点，容易出现酸中毒、尿毒症、心力衰竭、肺水肿和低钾综合征等并发症。因此，要严密监测患者生命体征，及时对症处理。

第四节　食物中毒

食物中毒是由于进食变质或有毒食物出现的以呕吐、腹痛、腹泻为主要表现的疾病。有明确进食不洁或有毒食物史，症状多为胃脘部或脐周疼痛，恶心、呕吐，腹泻，多为黄色水样便或稀烂便，一日数行等。本节以寒热为纲，食物中毒可划分为湿热内蕴、寒湿内困两个证型。

一、中医辨治

1. 湿热内蕴

因进食不洁损伤脾胃，湿热蕴结胃肠而致传化失常。

（1）临床表现　起病急骤，吐泻并作，脘腹疼痛，吐下急迫，或泻而不爽，其气臭秽，肛门灼热，烦热口渴，小便短赤。舌苔黄腻，脉多滑数或濡数。

（2）治则治法　清热利湿。

（3）推荐方药　葛根芩连汤加减。葛根 15g，金银花 15g，茯苓 15g，黄芩 10g，车前子 10g（包煎），黄连 6g，炒神曲 10g，生山楂 15g，炒麦芽 15g，甘草 6g。颗粒剂或中药饮片，水煎服，每日 1 剂。中成药可选用葛根芩连片、保和丸。

2. 寒湿内困

因进食不洁，寒湿困于胃肠而致传化失常、清浊不分。

（1）临床表现　呕吐清水，泻下清稀，甚至如水样，腹痛肠鸣，脘闷食少，口淡不渴，小便清而量少，或兼有恶寒，头痛，肢体酸痛。舌苔白腻，脉濡缓。

（2）治则治法　芳香化湿，散寒和中。

（3）推荐方药　藿香正气散加减。藿香 10g，紫苏叶 10g，大腹皮 10g，炒白术 10g，厚朴 10g，半夏 10g，白芷 10g，茯苓 15g，桔梗 8g，甘草 8g，干姜 5g，生姜 5g，草果 5g，大枣 10g。颗粒剂或中药饮片，水煎服，每日 1 剂。中成药可选用藿香正气丸（胶囊、滴丸、水）。

（4）其他特色疗法　①食疗方：绿豆甘草山楂汤。绿豆 50 ～ 100g，生山楂 50g，生甘草 10g，白扁豆 15g，生姜 10g，红糖 30g。水煎服，每日 1 剂。适用于各型食物中毒。②中药热罨包：腹部。③穴位按摩：内关、足三里。④艾灸：神阙、中脘、足三里。

（5）预防调护　①食物煮熟煮透，生熟分开，进食前要洗手。②不吃馊腐变质或被洪水浸泡过的食物。不吃淹死、病死的禽畜、水产品。③不到无食品经营许可证的摊档购买食品，不自行采摘野生菌类、野菜和野果食用。④警惕误食有毒有害物质，食品应储存在干燥、低温并且不易被鼠类、苍蝇、蟑螂侵害及杀鼠药等污染处。

二、临证备要

食物中毒的发病特点：有明确进食不洁或有毒食物史；发病迅速；同食者症状相似，食多者症状重；轻者泻后痛减，重者可致邪毒内陷，故症状加重需及时就医。食物中毒疾病在采用中医疗法治疗的同时，应注意以下事项。

1. 如症状严重，例如剧烈腹痛无法进食、吐血便血、发热超过38℃，需及时就诊。

2. 积极补充水分和盐分，避免脱水和电解质紊乱。

3. 如尝试进食病情没有加重，适量食用易消化食物，以补充能量。

4. 注意休息，切勿盲目使用抗腹泻药物，或盲目催吐。

第五节　呕　吐

呕吐是因胃失和降，气逆于上，迫使胃内容物从口中吐出的一种病证，影响于胃，气机上逆而诱发。本病常虚实夹杂，应审清标本缓急主次，本节主要论述洪涝灾害后，以寒湿为主的六淫邪气侵袭、饮食不洁、情志变动，以及素体虚弱诱发等因素为纲进行辨治，将呕吐划分为湿邪犯胃、饮食停滞、痰饮内阻、肝气犯胃四个证型。

一、中医辨治

1. 湿邪犯胃

因风寒湿邪侵犯胃腑，中焦气滞，浊气上逆而引起呕吐。

（1）临床表现　突然呕吐，伴胸脘满闷，发热恶寒，头身疼痛。舌质淡，苔白腻，脉濡缓。

（2）治则治法　温中散寒，化湿和中。

（3）推荐方药　藿香正气散。藿香20g，白芷9g，紫苏9g，茯苓9g，半夏曲15g，白术15g，厚朴15g，生姜15g，苦桔梗15g，大腹皮6g，陈皮12g，甘草6g。中成药可选用藿香正气胶囊。

（4）其他特色疗法　①针刺中脘、胃俞、内关、足三里、上脘、公孙。②艾灸上脘、中脘、足三里。③耳针选取胃、贲门、食道、交感、神门、脾。

（5）调护　注意勿饮酒，避免寒凉油腻刺激饮食，清淡为宜；居住环境宜温度、湿度适宜，不可冷热交替、过用空调。

2. 饮食停滞

因饮食不洁，水谷难化，气机受阻，浊气上逆而引起呕吐。

（1）临床表现　呕吐酸腐，脘腹胀满，嗳气厌食，大便不成形，气味臭秽，或伴不消化食物。舌质或暗，苔厚腻，脉滑实。

（2）治则治法　消食化滞，和胃降逆。

（3）推荐方药　保和丸。炒山楂 15g，焦神曲 15g，制半夏 9g，砂仁 6g，茯苓 25g，陈皮 12g，连翘 18g，炒莱菔子 15g，炒麦芽 15g。中成药可选用保和丸。

（4）其他特色疗法　①食疗法：可食用山楂制品，消食化积。②针刺中脘、胃俞、内关、足三里、梁门、天枢、内关、中脘用泻法，胃俞、足三里用平补平泻法；呕吐发作时，强刺激内关，持续运针 1～3 分钟。③顺时针按摩腹部，辅助运化停滞的食物。④耳针选取胃、贲门、食道、交感、神门、脾，可选 3～4 穴，毫针法中等刺激。⑤穴位注射取中脘、足三里，用维生素 B_1 或维生素 B_{12} 注射液，每个穴位注射 0.5～1mL，每日或隔日 1 次。

（5）调护　注意勿食用经洪水浸泡污染的不洁食物，应以新鲜质软、好消化为主，避免油腻辛辣刺激饮食。

3. 痰饮内阻

因外湿较重，素体内湿壅盛，痰湿水饮内停，中阳不振，胃气上逆而引起呕吐。

（1）临床表现　呕吐清水痰涎，脘闷不食，或伴头眩心悸，大便黏滞不爽。舌质淡或胖大，苔白厚腻，脉滑。

（2）治则治法　温中化饮，燥湿降逆。

（3）推荐方药　小半夏汤合苓桂术甘汤。法半夏 12g，生姜 10g，茯苓 15g，桂枝 10g，炒白术 15g，甘草 6g。

（4）其他特色疗法　①食疗方：生姜 6 片，大枣 2 枚（掰开），上二味，煮水温服。②针刺中脘、胃俞、内关、足三里、膻中、丰隆，中脘、内关、丰隆用泻法，胃俞、足三里用平补平泻法；呕吐发作时，强刺激内关，持续运针 1～3 分钟。③耳针选取胃、贲门、食道、交感、神门、脾、肝，可选 3～4 穴，毫针法中等刺激。

（5）调护　禁饮酒，避免油腻辛辣刺激饮食。服药方法应少量频服，减轻胃的负担，并以热饮为宜，可加入姜汁服用。

4.肝气犯胃

因情志变动，肝气郁结，横逆犯胃，胃失和降而引起呕吐。

（1）临床表现　呕吐吞酸，嗳气频繁，胸胁胀痛，或善太息，随情志起伏发作。舌质红，苔薄腻，脉弦。

（2）治则治法　疏肝理气，和胃降逆。

（3）推荐方药　四七汤。法半夏12g，生姜10g，茯苓15g，大枣10g，紫苏叶15g，厚朴15g。中成药可选用柴胡舒肝颗粒。

（4）其他特色疗法　①针刺中脘、胃俞、内关、足三里、肝俞、期门、太冲。②耳针选胃、肝、交感、皮质下、神门。③穴位贴敷：以吴茱萸10g，研末用醋调成膏状，敷于中脘、胃俞、肝俞、内关、期门、太冲。④音乐疗法，以角调式为主的音乐，此类乐曲生机蓬勃，可使肝气条达，减少紧张焦虑情绪。

（5）调护　避免情志不畅和精神刺激，保持心情舒畅；勿食生冷寒凉、辛辣辛燥生热之品。

二、临证备要

1.注意半夏的使用，半夏为止呕要药，生用时功效最著，但具有一定毒性。生用时应先煎，由生变熟后，再下余药服用。

2.注意是否有严重的食物中毒。洪涝灾害发生后，易出现饮食不洁，病从口入，被污染的食物和水源不慎食用，或发生食物中毒，应当注意鉴别，食物中毒多伴有头晕、腹泻、皮疹、出血等，应及时到附近医院进行一系列规范治疗。

3.注意原发病，不可见吐止吐。呕吐既是病态，又是机体祛除病邪的正常反应，出现伤食或中毒时，因势利导，吐出胃内容物，祛除病因，则疾病向愈。故对于这些原因所致的欲吐不能吐或未吐净者，不可一味止吐。

呕吐日久多生变证，气血津液随之耗散，应结合临床，进行静脉通道补充水和电解质，口服淡盐水等治疗。

第六章　咳喘类疾病

　　咳喘类疾病是指以发热、咳嗽、痰壅、气急、鼻煽为主要症状的一类疾病，是感受风邪、寒温失调而为病，一般起病急骤，常有明确的外感病史。

　　本章主要论述洪涝灾害后出现溺水相关性肺炎的中医辨治。本病的中医辨治以感受邪气的不同性质为"纲"，进而细分出暑湿伤肺、风寒袭肺两个证型，形成"纲目条辨"的辨治体系。

一、中医辨治

1. 暑湿伤肺

因暑湿之邪随风邪入客于肺，肺失宣降而引起咳喘。

（1）临床表现　发热，恶风，咳嗽痰黏，鼻塞流涕，汗少，肢体酸痛，头昏，头胀痛，心烦口渴，胸闷，腹胀，小便黄。舌苔薄黄而腻，脉濡数。

（2）治则治法　清暑祛湿，宣肺解表。

（3）推荐方药　新加香薷饮加减。香薷 10g（后下），金银花 15g，连翘 15g，扁豆花 9g，厚朴花 15g，黄芩 10g，百部 10g，炒杏仁 10g。颗粒剂或中药饮片，水煎服，每日 1 剂。中成药可选用藿香正气水、保济口服液等。

（4）其他特色疗法　茶饮方：藿香 5g，佩兰 5g，薄荷 1.5g，上三味，煮水，代茶饮。

（5）调护　发生溺水后要及时用清水漱口，注意防寒保暖，饮食清淡，少食黏腻和辛辣刺激的食物，适度运动。

2. 风寒袭肺

因风寒之邪内舍于肺，邪实气壅，肺气不宣。

（1）临床表现　恶寒，发热，无汗，咳嗽，干咳或痰多易咳，或伴有鼻塞，流清涕，咽痒，周身酸痛，口干，尿清长。舌质正常，苔白薄，脉浮或浮紧或浮滑。

（2）治则治法　散寒祛湿，宣肺解表。

（3）推荐方药　三拗汤合止嗽散加减。炙麻黄 6g，炒杏仁 9g，甘草 9g，炙紫菀 15g，白前 10g，炙款冬花 12g，荆芥 15g，防风 15g，陈皮 12g，桔梗 12g。颗粒剂或中药饮片，水煎服，每日 1 剂。中成药可选用三拗片、荆防败毒散、荆防颗粒。

（4）其他特色疗法　①穴位贴敷：天突、膻中、大椎、肺俞、膏肓；痰多者可加丰隆。②耳穴贴压：心、支气管、肺、脾、神门、交感，配穴选肝、大肠、肾穴。③拔罐疗法：肺俞、大椎、风门、中脘。

（5）调护　发生溺水后要及时用清水漱口，注意防寒保暖，饮食不宜油腻、辛辣及过咸，可适当选食梨、山药、百合、枇杷叶、荸荠等。适当运动，注意劳逸结合。

二、临证备要

溺水相关性肺炎所属的咳喘类疾病为洪涝灾害后常见疾病，咳喘之轻证者，只要及时治疗，可以较快痊愈。但对老人、婴幼、体弱者，以及症状较重者，必须加以重视。咳喘类疾病在采用上述中医疗法治疗的同时，应注意以下事项。

1.保持呼吸道通畅，及时清除鼻腔分泌物和呼吸道痰液。痰多稀薄者，可以反复翻身拍背，以利于痰液排出，也可口服鲜竹沥口服液。痰黏稠不易咳出者，可予化痰类药物压缩雾化吸入。

2.如伴有发热，可先口服退热类药物。若持续发热，警惕病情加重，及时就医。

3.补充营养及水分，鼓励进食高热量、高蛋白、易消化饮食，并要多饮水。

4.密切观察病情，防止发生变证。

第七章　发热类疾病

发热类疾病是指以发热为主要症状的一类疾病，是机体在内外病因作用下，气机失调而引起的以体温升高为主要症状的病证，表现为体温 ≥ 37.5℃，起病急骤，常有明显的受凉、过度劳累、饮食不节等病史。

本章主要论述洪涝灾害后出现的急性发热性疾病的中医辨治。本病的中医辨治以感受邪气的不同性质为"纲"，进而细分出风寒束表、湿热阻滞、热邪炽盛三个证型，形成"纲目条辨"的辨治体系。

一、中医辨治

1. 风寒束表

因风寒邪气束表，阻滞气机而引起发热。

（1）临床表现　发热的同时，伴有怕冷、身体疼痛，即使增加衣服也不能缓解怕冷症状；无汗，无明显的口干口渴。舌质淡红，舌苔薄白，脉浮。

（2）治则治法　疏风散寒。

（3）推荐方药　荆防败毒散：荆芥、防风、茯苓、独活、柴胡、前胡、川芎、枳壳、羌活、桔梗、甘草各 6 ～ 10g。中成药可选用感冒清热颗粒。

（4）其他特色疗法　①食疗方：葱白 15cm，生姜 6 片，大枣 4 枚（掰开），上三味，煮水 400mL，分两次温服。②艾灸大椎穴 15 ～ 30 分钟。

（5）调护　服药后注意保暖取汗，汗出后注意避免受风，对于服药一次后仍未达到汗出热退疗效的，可以隔 4 ～ 6 小时再服用一次。

2. 湿热阻滞

因湿热邪气阻滞气机而引起发热。

（1）临床表现　发热的同时，伴有身体沉重，胸闷，食欲不振，或大便稀溏，汗出而热不退。舌苔黄腻，脉濡数。

（2）治则治法　清热化湿。

（3）推荐方药　甘露消毒丹：飞滑石、淡黄芩、绵茵陈、石菖蒲、川贝母、木通、藿香、连翘、白蔻仁、薄荷、射干、甘草各 6 ～ 10g。中成药可选用葛根芩连丸。

（4）其他特色疗法　食疗方：葱白15cm，赤小豆60g，薏苡仁60g，上三味，煮水400mL，分两次温服。

（5）调护　注意清淡饮食，避免进食辛辣、油腻、难消化食物。

3.热邪炽盛

因热邪炽盛引起发热。

（1）临床表现　发热的同时，伴有口渴，多饮，汗出，小便黄赤，大便不通。舌红，苔薄黄或焦黄，脉洪有力。

（2）治则治法　清热泻火。

（3）推荐方药　白虎汤加减。生石膏10～30g，知母10～15g，炙甘草10～15g，生山药10～20g，竹叶10～30g，升麻10～30g。中成药可选用瓜霜退热灵。

（4）其他特色疗法　①食疗方：绿豆100g，西瓜皮100g，上二味，煮水500mL，2～4小时服用100mL。②针刺大椎、曲池、合谷，用泻法，留针15～20分钟。

（5）调护　注意多饮水。

二、临证备要

发热类疾病涵盖的病种范围很广，洪涝灾害后常见的发热类疾病既有一般的感冒，也有感染性或传染性疾病，如血吸虫病、钩端螺旋体病、痢疾、流行性出血热等。发热类疾病在采用上述中医疗法治疗的同时，应注意以下事项。

1.一般服药1～3日即可明显缓解或痊愈的发热类疾病，多为普通感冒，预后良好。

2.经治疗1～3日后，发热虽缓解，但出现了其他症状，如腹泻、皮疹、出血等，则应参考相应章节施治。

3.经治疗1～2日后，发热无缓解，甚至出现持续高热，全身状态变差，饮食废止，呼吸喘促，体力严重受损，需警惕传染性疾病。

第八章　斑疹类疾病

　　斑疹患者多由正气不足，感受温邪疫毒所致。斑多点大成片，色红或紫，抚之不碍手，压之不退色；疹形如粟米，高出于皮肤之上，抚之碍手。

　　本章主要论述洪涝灾害后出现的斑疹疾病的中医辨治。由于不同的疫毒有自己的传变特点，但大致遵循卫气营血的传变规律。疹多因外感时邪或过敏，热入营血所致。由于气分邪热，内窜营分，损伤血络，发于皮肤。其邪热仍在气分，但波及营血。斑可由外感温热毒邪，热毒窜络，内迫营血，损伤血脉，迫血妄行，血从肌肉外溃。因此，本病的中医辨治以传变病位为"纲"，进而细分出邪毒郁表、毒壅肺胃、热盛迫血三个证型，形成"纲目条辨"的辨治体系。

一、中医辨治

1. 邪毒郁表

疫毒温邪从口鼻或皮肤而入，郁于肌表卫分，发于皮肤。

　　（1）临床表现　发热，微恶风寒，咳嗽，目赤，斑疹发出量较少，颜色鲜红，形态松浮，稀疏，均匀洒于肌表。舌尖红，苔薄白或微黄，脉浮数。

　　（2）治则治法　辛凉透疹，疏风解毒。

　　（3）推荐方药　清解透表汤加减。葛根、紫草、桑叶、菊花、甘草、牛蒡子、金银花、连翘、蝉衣等各6～10g。

　　（4）其他特色疗法　①食疗方。鲜芦根汁组成：鲜芦根2000g。用法：鲜芦根洗净，榨汁，分次当茶饮，每次100mL，每日3～5次。②针刺太阳、风池、百会、风府穴，用泻法，留针15～20分钟。配合斑疹局部放血，或梅花针治疗。

　　（5）调护　患者应卧床休息，注意水分和营养的补充，避免因抓伤导致二次感邪。服药期间，注意观察斑疹的色泽。若红活荣润，为气血流畅、邪热外达之征象，预后良好。若红如胭脂，为血热炽盛。若色紫赤如鸡冠花，为热毒深重。

2. 毒壅肺胃

毒邪壅盛，肺胃里热内炽，内窜营分，损伤血络，发于皮肤。

（1）临床表现　身热如焚，气粗而促，烦躁口渴，斑疹密集，颜色鲜红或紫暗，大便秘结，小便短赤而少。舌赤苔黄，脉数。

（2）治则治法　清透热毒，攻下泄热。

（3）推荐方药　通圣消毒散加减。川芎、银花、牛蒡子、滑石、芒硝、生大黄、水牛角、芦根、大青叶、防风、白芷、栀子等各6～10g。

（4）其他特色疗法　①食疗方。马齿苋菊花粥：鲜马齿苋60g，菊花15g，粳米100g。用法：鲜马齿苋洗净切碎，粳米淘洗干净，一同入锅，加水1000mL，文火煮成粥；取霜降前菊花，烘干研成粉。粥将成时，调入菊花末，稍煮即成，每日3次，连服数天。②可用三棱针点刺大椎穴进行放血治疗。

（5）调护　高热者注意降温治疗。大便秘结者，注意保证大便通畅。斑疹患者均应卧床休息，注意水分和营养的补充，避免因抓伤导致二次感邪。

3. 热盛迫血

热毒窜络，内迫营血，损伤血脉，迫血妄行，血从肌肉外渍。

（1）临床表现　心烦躁扰，时有谵语，甚至昏狂谵妄，斑疹显露或斑色紫黑，或吐血尿血。舌质红绛而干，苔薄或无苔，脉细数。

（2）治则治法　清热解毒，凉血散瘀。

（3）推荐方药　清营汤加减。水牛角、生地黄、玄参、淡竹叶、麦冬、丹参、黄连、金银花、连翘等各6～10g。

（4）其他特色疗法　食疗方。丝瓜银花饮组成：老丝瓜500g，银花藤100g。用法：上药洗净，加水1000g，熬汁去渣，代茶饮，每次200mL，每日3～5次。

5. 调护

服药后监测生命体征，若伤津耗液严重，出现汗出、肢冷、脉伏等厥脱之证，应迅速建立有效的静脉通道。

二、临证备要

斑疹类疾病涵盖的病种范围很广，洪涝灾害后常见的斑疹类疾病较多，如血吸虫病、钩端螺旋体病、流行性出血热等。斑疹类疾病在采用上述中医疗法治疗的同时，应注意以下事项。

1. 根据临床表现，完善相关检查，明确导致斑疹的原发疾病。对于属于传染性疾病的疑似和确诊患者，应及时隔离。

2. 一般服药 1～3 天后，斑疹的色泽若红活荣润，预后良好。

3. 经治疗 1～3 日后，若色紫赤如鸡冠花，为热毒深重。若斑疹骤没，或晦暗枯槁，为邪气深入、正气衰退的危象，预后不良。

第九章 疮疡类疾病

第一节 湿 疮

湿疮，西医学称湿疹，是一种具有渗出倾向的瘙痒性变态反应性皮肤病，其特点包括：皮疹多形性，对称分布性，渗出倾向性，剧烈瘙痒性，反复发作性。

洪涝灾害后常见急性湿疮和亚急性湿疮两种类型。急性湿疮起病急，皮损广泛，呈多形性，如红斑、丘疹、水疱、糜烂、渗出、痂皮、脱屑，边界不清，有融合趋势，常数种形态同时存在。亚急性湿疮皮损渗出相对较少，以丘疹、丘疱疹、结痂、鳞屑为主；有轻度糜烂面，颜色较暗红，亦可见轻度浸润。

本章主要论述洪涝灾害后出现的湿疮的中医辨治。本病的中医辨治以感受湿邪的不同性质为"纲"，进而细分出湿热蕴肤、脾虚湿蕴两个证型，形成"纲目条辨"的辨治体系。

一、中医辨治

1. 湿热蕴肤（多见于急性湿疮）

多因湿热浸淫肌肤，肌肤气机阻滞，气血失和所致。

（1）临床表现　发病急，皮损潮红、灼热，瘙痒无度，渗液流水。可伴身热，心烦口渴，大便干或黏滞，尿短赤。舌质红，苔白腻或黄腻，脉弦滑或数。

（2）治则治法　清热除湿止痒。

（3）推荐方药　龙胆泻肝汤。龙胆草6g，栀子10g，黄芩10g，赤芍12g，地肤子15g，白鲜皮15g，马齿苋30g，车前草15g，生甘草5g。中成药可选用龙胆泻肝丸、四妙丸、皮肤病血毒丸。

2. 脾虚湿蕴（多见于亚急性湿疮）

多因邪毒久羁，耗伤脾气，运化失司，湿邪流窜肌肤，气机阻滞所致。

（1）临床表现　发病较缓，皮损潮红，瘙痒，抓后糜烂、渗出、结痂，可见鳞屑。伴有纳少，神疲，腹胀，便溏。舌质淡，苔薄白或白腻，脉弦缓。

（2）治则治法　健脾除湿止痒。

（3）推荐方药　除湿胃苓汤。苍术15g，厚朴10g，陈皮10g，泽泻10g，茯苓15g，炒薏苡仁30g，白术10g，滑石20g（包煎），防风10g，黄柏10g。中成药可选用四妙丸合参苓白术散（丸、片、胶囊）。

3. 外治疗法

（1）急性湿疮　红斑、丘疹、水疱无渗出者，外扑青黛滑石粉或六一散（滑石粉60g，甘草粉10g）等。中成药外用，可选用除湿止痒软膏、冰黄肤乐软膏、冰黄肤乐软膏、炉甘石洗剂等，外涂，每日2～3次。糜烂渗出或红肿明显者，用苦参、马齿苋、黄柏各20g，加水煮沸后，继续煎煮20分钟，放凉后外洗或湿渍（冷湿敷），每日2～3次，每次20分钟。中成药可选用复方黄柏液或皮肤康洗液1∶20稀释后湿渍（冷湿敷）。

（2）亚急性湿疮　鳞屑、结痂较多者，给予50%氧化锌油（氧化锌50g，植物油100mL搅拌）或10%青黛油（青黛10g，植物油100mL搅拌）外涂，每日2～3次，以清热解毒、软化痂皮。中成药外用，可选用除湿止痒软膏等外涂，每日2～3次。

4. 调护

（1）避免搔抓，忌用热水烫洗和用肥皂等刺激物洗涤。

（2）忌烟酒、辛辣、海鲜、牛羊肉等发物，亦应忌食香菜、韭菜、芹菜、姜、葱、蒜等辛香之品。

（3）注意个人卫生，保持环境及皮肤的干燥。

二、临证备要

湿疮的诊断较为宽泛，具有剧烈瘙痒、渗出倾向（糜烂、渗液明显）、对称分布特点的皮肤病，常被诊断为湿疮，而湿疮的发病因素较为复杂，或病因具有不明确性。因此，湿疮在采取上述中医疗法治疗的同时，应注意以下事项。

1. 湿疮的鉴别诊断中，凡无明显瘙痒、渗出、皮疹分布不对称的皮肤病，均应该进一步检查以期明确诊断，排除如接触性皮炎、疥疮、手足癣等。

2. 湿疮治疗中，可配合西药内服治疗，包括口服抗组胺药物，如氯雷他定、西替利嗪、依巴斯汀、奥洛他定等；严重者，可短期静脉或口服给予糖皮质激素、钙剂、维生素 C、硫代硫酸钠等；有继发感染者，给予抗生素内服或外用。

3. 西医外用药物，如糖皮质激素膏剂，在非渗出性皮损中外用能够获得较快疗效，如卤米松乳膏、糠酸莫米松乳膏、地奈德乳膏等。可根据患病部位，采用不同效价的外用药物。

第二节　水渍疮

水渍疮，西医学称浸渍擦烂型皮炎，本病是因为皮肤长时间浸水、机械性摩擦引起皮肤炎症反应，严重者可合并感染。洪涝灾害后常见好发部位为手足部、下肢、腹股沟等浸水部位，初期表现为发白、起皱、浸渍、肿胀、瘙痒等，继续浸水或在潮湿环境生活或作业，摩擦后可出现表皮剥脱、露出糜烂面，继而疼痛，甚至继发感染。掌跖部位角质层较厚处，可形成蜂窝状的角质剥脱表现。

本节主要论述洪涝灾害后出现的水渍疮的中医辨治，本病的中医辨治以感受水湿之邪，湿热蕴肤为主，以局部外治作为主要治疗方案。

一、中医辨治

1. 湿热蕴肤

多因浸水淋雨，水湿浸渍肌肤，郁而化热，致肌肤气血失和，失于濡养所致。

一般不需内服，如继发感染，中医多辨证为湿热蕴肤，可酌情给予内服清热除湿解毒中成药，如当归苦参丸、龙胆泻肝丸、四妙丸等。

2. 外治疗法

（1）表皮松软浸渍，红斑丘疹无渗出者，外扑青黛滑石粉或六一散（滑石粉 60g，甘草粉 10g），每日 2～3 次。

（2）糜烂渗出者，用苦参、马齿苋、黄柏、石榴皮各 20g，加水煮沸后继续煎煮 20 分钟，放凉外洗或溻渍（冷湿敷），每日 2～3 次，每次 20 分钟，而后可给予50%氧化锌油（氧化锌50g，植物油100mL搅拌）外涂收湿敛疮，每日2～3次。

（3）继发感染者，可给予龙珠软膏等清热解毒膏剂外涂，每日2～3次。

3.调护

（1）注意个人卫生，保持局部干燥，经常外扑干燥性粉剂。

（2）经常更换内衣，避免不良理化因素（如浸水、潮湿、搔抓、摩擦等）的刺激。

二、临证备要

水渍疮在洪涝灾害后较为常见，主要原因为皮肤长时间浸泡于水中，主要好发于受灾群众及抗灾军人、武警官兵等人群。病情轻重主要与浸水时间长短、机械性摩擦、环境湿度、水的酸碱度等多种因素相关。因此，水渍疮在采取上述中医疗法治疗的同时，应注意以下事项。

1.抗灾军人、武警官兵浸水前，可在局部皮肤外涂凡士林等油性制剂，以保护皮肤，预防水渍疮的发生。受灾群众在脱离水源后，应积极去除污水，早期干预治疗，避免水渍疮进一步加重。

2.水渍疮的治疗中，可配合西医治疗增强疗效，如瘙痒剧烈可口服抗组胺药物，如氯雷他定、西替利嗪、依巴斯汀、奥洛他定等，局部可选复方樟脑乳膏、赛庚啶乳膏等外用止痒药物。

3.水渍疮常继发感染，表现为皮肤破损、糜烂、渗液、红肿灼热，疼痛明显，可酌情给予抗生素口服及外用，外用可选择苯扎氯铵喷雾剂、阿米卡星洗剂外喷疮口处，或莫匹罗星软膏、红霉素软膏外涂等，每日2～3次。

第三节　黄水疮

黄水疮，西医学称脓疱疮，是夏秋季常见的化脓性、传染性皮肤病，因脓疱破溃后滋流黄水而名。

本病好发于夏秋季节，儿童患者中流行性、传染性最强，主要发生于暴露部位，如颜面、口周、鼻旁、四肢等部位，重者可延至全身。皮损初期为红斑、水疱，约绿豆、黄豆大小，1～2天变为大疱，形成脓液，疱液浑浊，疱壁周围有红晕，疱壁极薄，破溃后较快形成鲜红色糜烂面，滋流黄水，干燥后形成脓痂，痂皮脱落后可逐渐痊愈。伴有不同程度的瘙痒、疼痛，严重者出现发热、恶寒、淋巴结肿大（臖核）等全身感染征象。

本节主要论述洪涝灾害后出现的黄水疮的中医辨治。本病的中医辨治以暑湿热邪蕴结肌肤的不同性质为"纲"，进而细分出暑湿热蕴、脾虚湿蕴两个证型，形成"纲目条辨"的辨治体系。

一、中医辨治

1. 暑湿热蕴

多因夏秋季节暑湿热毒之邪袭肌表，以致气机不畅，疏泄障碍，熏蒸皮肤而成。

（1）临床表现　发病急，皮损多而脓疱密集，色黄，四周有红晕，破后糜烂面鲜红，伴附近臖核肿大；口渴，大便干或黏滞，尿短赤，或伴有发热。舌质红，苔白腻或黄腻，脉濡数或滑数。

（2）治则治法　清暑利湿解毒。

（3）推荐方药　清暑汤（《外科证治全生集》）。连翘 15g，天花粉 15g，赤芍 10g，滑石 20g（包煎），车前子 20g（包煎），金银花 10g，泽泻 15g，淡竹叶 6g，藿香 6g，甘草 6g；小儿量酌减。中成药可选用黄连上清丸（片）、皮肤病血毒丸。

2. 脾虚湿蕴

多因邪毒久羁，耗伤脾气，运化失司，湿邪流窜肌肤，气机阻滞肌肤所致。

（1）临床表现　发病较缓，皮疹少而脓疱稀疏，色淡黄或淡白，四周红晕不显，破后糜烂面淡红；可伴纳差，面白无华，腹胀，大便溏薄。舌淡，苔薄微腻，脉濡细。

（2）治则治法　健脾渗湿解毒。

（3）推荐方药　参苓白术散。白术 10g，砂仁 3g（后下），苍术 10g，茯苓 20g，泽泻 20g，鸡内金 10g，金银花 15g，连翘 15g，黄芩 10g，葛根 15g，冬瓜仁 15g，藿香 9g，滑石 20g（包煎），甘草 6g；小儿量酌减。中成药可选用参苓白术散（丸、片、胶囊）。

3. 外治疗法

（1）脓液多者，用蒲公英、马齿苋、野菊花、黄柏各 20g，加水煮沸后继续煎煮 20 分钟，放凉后外洗或溻渍（冷湿敷），每日 2～3 次，每次 20 分钟。中成药可选用复方黄柏液 1 : 20 稀释后溻渍（冷湿敷）。

（2）脓液少、疱液未破者，用三黄洗剂（苦参、大黄、黄芩、黄柏各等分，打细粉，取药粉 10～15g，加入 100mL 蒸馏水及 1mL 医用石炭酸）摇匀外搽，每日 3～4 次。

（3）局部糜烂、痂皮较多者，可给予 10% 紫草油（紫草 10g，100mL 植物油煎炸后冷却过滤）或 10% 青黛油（青黛 10g，植物油 100mL 搅拌）外涂，每日 2～3 次，以解毒、软化痂皮。

（4）调护　①避免搔抓，忌用水洗脓疱处。②炎夏季节每日洗澡 1～2 次，浴后扑痱子粉，保持皮肤清洁干燥，预防疾病发生。③发现患者立即进行隔离，避免疾病传播，应对患者接触过的衣物、环境进行消毒处理。

二、临证备要

黄水疮，西医学认为和细菌感染关系密切，尤其是金黄色葡萄球菌、溶血性链球菌，混合感染者也不少见。加之外界环境温度较高、出汗过多、皮肤污水浸渍等情况，细菌在皮肤表面易于繁殖。当机体抵抗力下降或皮肤屏障破坏后，致病菌侵入易发病。因此，黄水疮在采取上述中医疗法治疗的同时，应注意以下事项。

1. 黄水疮的诊断中，临床表现为暴露部位出现水疱、脓疱，疱壁薄，易破形成糜烂面、脓痂。此外，需结合实验室检查，以明确诊断、评估病情轻重，如血常规、C- 反应蛋白、血沉、降钙素原、局部细菌培养＋药敏等。

2. 黄水疮的治疗中，常需配合西医内服药物治疗，皮损泛发、全身症状较重的患者，应及时选用金黄色葡萄球菌、溶血性链球菌较为敏感的青霉素、头孢类抗生素静滴或口服，根据病情变化可使用 7～10 天，必要时根据脓液细菌培养＋药敏结果进行选择，如发生水、电解质紊乱，应及时纠正。

3. 可配合西医局部治疗，以增强疗效，疱液破溃处可选择苯扎氯铵喷雾剂、阿米卡星洗剂外喷疮口处，或莫匹罗星软膏、红霉素软膏外涂等，每日 2～3 次。疱液较大者，可采用疱液抽吸术后外用抗生素类药物。

第四节　土风疮

　　土风疮，也称水疥，西医学称虫咬皮炎、丘疹性荨麻疹，是由蚊虫等节肢动物叮咬后引起的局部皮肤过敏和炎症反应的皮肤疾病。

　　洪涝灾害后污水较多的区域蚊虫等节肢动物容易繁殖、滋生，人群容易受到叮咬，产生过敏、炎症反应。本病好发于暴露部位，如四肢、躯干等部位，主要表现为鲜红色风团样的丘疹、丘疱疹或水疱、大疱，瘙痒剧烈；严重者可能出现局部疼痛、恶心、呕吐或者关节不适等全身症状。

　　本节主要论述洪涝灾害后出现的土风疮的中医辨治。本病的中医辨治以虫毒蕴肤为主，以局部外治作为主要治疗方案。

一、中医辨治

1. 虫毒蕴肤

　　多因蚊虫叮咬，虫毒蕴肤，致肌肤气血失和所致。

　　一般不需内服，如局部症状较重，中医多辨证为虫毒蕴肤，可酌情给予清热除湿、祛风解毒中成药，如防风通圣丸、荆肤止痒颗粒、金蝉止痒胶囊等。

2. 外治疗法

　　（1）以红斑、丘疹为主要表现，可给予丹皮酚软膏、羌月乳膏、除湿止痒软膏、冰黄肤乐软膏等外涂，每日2～3次。

　　（2）疱液较小、未破者，用三黄洗剂（苦参、大黄、黄芩、黄柏各等分，打细粉，取药粉10～15g，加入100mL蒸馏水及1mL医用石炭酸）加入薄荷脑1g，摇匀外涂，每日3～4次。中成药可选用炉甘石洗剂外涂。

　　（3）水疱多或大、抓破渗出明显者，可用蒲公英、马齿苋、野菊花、白鲜皮、地肤子各20g，薄荷10g（后下），加水煮沸后继续煎煮20分钟，放凉外洗或溻渍（冷湿敷），每日2～3次，每次20分钟。而后给予10%青黛油（青黛10g，植物油100mL搅拌）外涂，每日2～3次，以收湿敛疮。

　　（4）可佩戴中药香囊以驱蚊辟邪（河南省中医院验方）：药用细辛2g，石菖蒲6g，藿香12g，佩兰6g，白芷6g，薄荷6g，冰片2g，打粗粉，装入无纺布袋密封后，放入传统香囊袋中随身佩戴。

（5）调护方面，需要注意：①注意被褥、衣物、住房环境清洁卫生，防止蚊虫叮咬，家中有猫狗等宠物者要经常洗澡清洁。②忌食海鲜、牛羊肉、辛辣刺激性食物。③避免搔抓染毒。

二、临证备要

土风疮，西医学中形态学命名为丘疹性荨麻疹，此诊断在临床中应用最为广泛。主要发病原因涉及敏感体质，加之蚊虫等节肢动物叮咬，在叮咬及非叮咬部位陆续产生丘疹、丘疱疹等皮肤损害，此消彼长，持续时间较长，瘙痒剧烈，影响患者工作及生活。因此，土风疮在采取上述中医疗法治疗的同时，应注意以下事项。

1. 土风疮诊断中，临床上应与湿疮相鉴别，土风疮以暴露部位为主，典型皮疹为梭形丘疱疹，丘疹为主，可不对称分布；而湿疮以对称分布为特点，发病部位不局限于暴露部位，其中急性湿疮出现红斑、水疱、糜烂、渗液，皮疹边界不清，有相互融合趋势，以此加以鉴别。

2. 土风疮治疗中，可配合西药外用治疗，以提高疗效，在以丘疹、丘疱疹为主的皮损中，外用糖皮质激素可获得较快疗效，如卤米松乳膏、糠酸莫米松乳膏、地奈德乳膏等。可根据患病部位，采用不同效价的外用药物。

3. 土风疮治疗中，如瘙痒剧烈，可配合口服抗组胺药物，如氯雷他定、西替利嗪、依巴斯汀、奥洛他定等；如难以忍受瘙痒者，也可短期给予小剂量泼尼松片口服（15～30mg/天），连续3～5天。

第五节　脚湿气

脚湿气，也称"臭田螺""烂脚丫"等，西医学称足癣、脚癣，是由真菌侵入足部表皮所引起的感染性皮肤病。

洪涝灾害后脚湿气常见水疱鳞屑型和浸渍糜烂型两种类型：水疱鳞屑型脚湿气，多表现为足部尤其是足底起水疱，聚集成群或融合成大疱，疱壁较厚不易破。水疱吸收后，常出现干燥脱屑，自觉刺痒胀痛。浸渍糜烂型脚湿气，多表现为趾间浸渍、糜烂、发白，常自觉发痒而搔抓，破后露出鲜红糜烂面，常继发感染引起丹毒、红丝疔（管状淋巴管炎）或足发背（足部蜂窝织炎）。

本节主要论述洪涝灾害后出现的脚湿气的中医辨治。本病的中医辨治以感受水湿、癣虫之邪为主，以局部外治作为主要治疗方案。

一、中医辨治

1. 水疱鳞屑和浸渍糜烂

多因水湿浸渍，外染癣虫之毒，虫毒蕴肤，循经下注于足，郁结肌肤所致。

一般不需内服，如皮损广泛或兼有感染时，中医多辨证为湿热下注，可酌情给予清热利湿解毒中成药如四妙丸、百癣夏塔热片等。

2. 外治疗法

（1）水疱鳞屑　可选用苍肤洗剂。苍耳子 15g，地肤子 15g，土槿皮 15g，蛇床子 15g，苦参 15g，百部 15g，黄精 15g，乌梅 15g，枯矾 6g。共碾成粗末备用，每次取药 1 剂，用布袋包好，加水 3000mL，煮沸后继续煎煮 20 分钟后，待温浸泡，或溻渍（冷湿敷）患处。每日 2 ～ 3 次，每次 20 分钟。

（2）浸渍糜烂　马齿苋水剂：马齿苋 30g，加水 1000mL 煮沸后，继续煎煮 20 分钟后，滤过冷却后备用，溻渍（冷湿敷）或外洗，每日 2 ～ 3 次，每次 20 分钟。继而给予羊蹄根散：羊蹄根（土大黄）80g，枯矾 20g，打细粉，直接扑洒于浸渍处，每日 2 ～ 3 次。如形成结痂，以植物油涂擦去痂。

3. 调护

（1）注意个人卫生，穿透气好的鞋袜，保持手足干燥。

（2）患者要早发现、早治疗，并坚持治疗以巩固疗效。

（3）在公共场所更要注意避免皮肤癣菌的传染，避免共用浴盆、脚盆、毛巾等。

二、临证备要

脚湿气，俗称"脚气"。多因真菌感染诱发，初始发病多为单侧足部，继而双侧足部均有皮疹，如不彻底治愈，常常反复发作，且有继发丹毒、管状淋巴管炎、癣菌疹、足部蜂窝织炎的风险。因此，脚湿气在采取上述中医疗法治疗的同时，应注意以下事项。

1.脚湿气的诊断中，临床上应与足部湿疮相鉴别，前者多单侧发作，好发部位以足趾缝最为常见，多见浸渍发白或鳞屑表现，真菌镜检阳性；足部湿疮多对称发作，急性湿疮以水疱、糜烂、渗液伴剧烈瘙痒为主，真菌镜检阴性。若临床诊断不明者，可行真菌镜检以期明确诊断，病因治疗以提高疗效。

2.脚湿气治疗中，常需配合西药抗真菌外用治疗，以提高疗效，在以丘疹、丘疱疹、水疱为主的皮损中，可使用抗真菌膏剂，如萘替芬酮康唑乳膏、特比萘芬乳膏、酮康唑乳膏、联苯苄唑乳膏等。如炎症反应较重，瘙痒剧烈，可短期使用混合制剂，如复方酮康唑乳膏（含丙酸氯倍他索、酮康唑、新霉素）、曲安奈德益康唑乳膏等，待炎症控制后，改为单纯抗真菌药物。以浸渍糜烂为主的皮损，可配合使用抗真菌散剂或水剂，如咪康唑散外撒、咪康唑喷剂、特比萘芬喷剂外喷患处等。疗程一般为 1～2 个月。

3.脚湿气症状较重者，可给予配合口服抗真菌药物，如特比萘芬，连续2～4 周。如合并细菌感染，应联合抗生素。诱发癣菌疹者，应给予抗过敏药物。

第六节　丹　毒

丹毒，西医学也称丹毒或网状淋巴管炎，是一种累及皮肤深部组织的细菌感染性疾病。因患部皮肤突然发红成片、色如涂丹而名。

洪涝灾害后常见下肢丹毒，中医也称"流火"，病因多为细菌感染，主要为溶血性链球菌。下肢丹毒多发于小腿，发病前多有皮肤或黏膜破损史，细菌通过皮肤或黏膜微损伤处侵入网状淋巴管，诱发感染性炎症，发病急骤，初起往往先有恶寒发热等全身症状。继则局部下肢皮肤见小片红斑，迅速蔓延成大片鲜红斑，边界清楚，略高出皮肤表面，压之皮肤红色减退，放手后立即恢复。皮肤肿胀，表面紧张光亮，摸之灼手，触痛明显。一般预后良好，经 5～6 天后消退，皮色由鲜红转为暗红及棕黄色，脱屑而愈。病情严重者，红肿处可伴发紫癜、瘀点、瘀斑、水疱或血疱，偶有化脓或皮肤坏死。亦有一边消退，一边发展，连续不断，缠绵数周者。患处附近臀核可发生肿大疼痛。

本节主要论述洪涝灾害后出现的丹毒的中医辨治，本病的中医辨治以肌肤感受湿热毒邪为主。

一、中医辨治

1. 暑湿热蕴

多因涉水淋雨，肌肤破损，如脚湿气糜烂等，由湿热火毒之邪乘隙侵入，郁阻肌肤所致。

（1）临床表现　发病急，发于下肢，局部红赤肿胀、灼热疼痛，或见水疱、紫斑，甚至结毒化脓或皮肤坏死；伴发热，胃纳不香。舌红，苔黄腻，脉滑数。

（2）治则治法　利湿清热解毒。

（3）推荐方药　五神汤合萆薢渗湿汤。茯苓30g，车前子20g（包煎），金银花30g，川牛膝30g，紫花地丁10～15g，萆薢15g，薏苡仁30g，黄柏10g，滑石20g（包煎），牡丹皮15g，泽泻20g，通草6g，丝瓜络15g。中成药可选用四妙丸、皮肤病血毒丸。症见神昏谵语者，给予安宫牛黄丸、牛黄清心丸。

2. 外治疗法

（1）肿胀明显，无溃破者，用金银花、蒲公英、马齿苋、野菊花、黄柏各30g，加水煮沸后，继续煎煮20分钟，放凉后外洗或溻渍（冷湿敷），每日2～3次，每次20分钟。中成药可选用复方黄柏液1∶20稀释后溻渍（冷湿敷）。

（2）潮红、肿胀、疼痛明显者，可用玉露膏（芙蓉叶200g，白凡士林800g，搅拌均匀）滩涂于棉垫上，外敷患处，每日更换一次。

（3）糜烂、渗液、痂皮较多者，上述中药溻渍后，还可给予10%紫草油（紫草10g，100mL植物油煎炸后冷却过滤）或10%青黛油（青黛10g，植物油100mL搅拌）外涂，每日2～3次，以清热解毒、软化痂皮。

3. 调护

（1）患者应卧床休息，多饮水，床边隔离。

（2）下肢丹毒患者应抬高患肢，增加回流。

（3）有肌肤破损者应及时治疗，以免感染毒邪而发病。因脚湿气导致下肢丹毒的患者，应同时治疗脚湿气，减少丹毒复发。

二、临证备要

丹毒，西医学认为和细菌感染关系密切，主要为溶血性链球菌，前驱因素多为洪涝灾害后皮肤直接破损或感染脚湿气后皮肤微损伤，此时细菌乘隙而入，感染网状淋巴管，诱发感染性炎症。因此，丹毒在采取上述中医疗法治疗的同时，应注意以下事项。

1. 丹毒的诊断中，主要为临床诊断，主要表现为单侧下肢出现大片红斑、肿胀、灼热、疼痛明显，皮疹边界清晰，可伴有全身症状，此时外周血白细胞总数、中性粒细胞总数、C-反应蛋白、降钙素原多有明显升高，结合病史及实验室检查，多能明确诊断。

2. 丹毒的治疗中，常需配合西医系统药物治疗，以加快病情康复，选用溶血性链球菌较为敏感的青霉素、头孢类抗生素静滴或口服，根据病情变化调整用药，一般应持续两周左右，以防止复发。

3. 丹毒外治中，如无中药，可选用25%硫酸镁溶液湿敷局部，外涂莫匹罗星软膏、红霉素软膏等抗生素膏剂，每日2～3次。如发生大疱，可采用疱液抽吸术后外用抗生素类药物。有条件者，应配合红外线等局部物理治疗，以增强疗效。如局部化脓，则应行手术切开排脓。

第十章　眼科类疾病

眼科类疾病是指突发眼部不适为主要症状的一类疾病。洪涝灾害后，机体正气亏虚，秽浊邪气旺盛，若眼内组织被秽浊邪气侵袭后，极易引起眼部疾患，且多具有传染性。临床中以天行赤眼、瞳神紧小为多见。

第一节　天行赤眼

天行赤眼，西医学称"急性流行性出血性结膜炎"，是指在暑湿天气外感疫疠之气，白睛暴发红赤、点片状溢血，常累及双眼，能迅速传染并引起广泛流行的眼病。本病传染性极强，潜伏期短，多于24小时内双眼同时或先后而发，起病急剧，刺激症状重，常呈暴发流行，但预后良好。本节以感受邪气性质为纲，将本病划分为疠气犯目、热毒炽盛两个证型，形成"纲目条辨"的辨治体系。

一、中医辨治

1. 疠气犯目

因初感疫疠之气，上犯白睛，热伤络脉，故见白睛红赤、点片状溢血等眼症；全身症状及舌脉为疠气侵袭之候。

（1）临床表现　患眼碜涩灼热，羞明流泪，眼眵稀薄，胞睑微红，白睛红赤、点片状溢血；发热头痛，鼻塞，流清涕，耳前、颌下可扪及肿核。舌质红，苔薄黄，脉浮数。

（2）治则治法　疏风清热，散邪明目。

（3）推荐方药　石决明散。羌活、荆芥、赤芍、青葙子、麦冬、大黄、木贼、栀子各10～15g。中成药可选用双黄连口服液。

2. 热毒炽盛

肺胃素有积热，复感疫疠之气，内外合邪，上攻于目，故见白睛红肿、弥漫溢血、黑睛星翳等眼症；全身症状及舌脉为热毒炽盛之候。

（1）临床表现　患眼灼热疼痛，热泪如汤，胞睑红肿，白睛红赤壅肿、弥漫溢血，黑睛星翳；口渴心烦，便秘溲赤。舌红，苔黄，脉数。

（2）治则治法　泻火解毒。

（3）推荐方药　加味修肝散合泻肺饮。栀子、黄芩、赤芍、薄荷、羌活、当归、菊花、连翘、大黄、木贼、川芎、蒺藜、麻黄、防风、甘草、荆芥、桑螵蛸各 10 ～ 15g。中成药可选用清热解毒口服液。

3. 其他特色疗法

（1）洗眼法　选用大青叶、金银花、蒲公英、菊花等清热解毒之品，煎汤洗患眼，每日 2 ～ 3 次；

（2）针刺　以泻法为主，可取三阴交、光明、透劳宫、新明、透睛明、透鱼腰、神庭、百会等，每日针 1 次。

（3）放血疗法　点刺眉弓、眉尖、太阳穴、耳尖，放血 2 ～ 3 滴以泄热消肿，每日 1 次。

（4）耳针　选眼、肝、目、肺穴，留针 20 ～ 30 分钟，可间歇捻转，每日 1 次。

二、临证备要

本病多表现为眼睑、结膜高度充血水肿，球结膜下点片状出血，严重者可侵及角膜，常伴耳前淋巴结肿大、发热及上呼吸道感染症状，极个别患者出现下肢运动麻痹。结膜炎病程为 10 ～ 14 天。除上述中医疗法治疗的同时，应注意以下事项。

1. 注意个人卫生，不用脏手、脏毛巾揉擦眼。

2. 急性期患者所用手帕、毛巾、脸盆及其他生活用品，应注意消毒，防止传染。如一眼患病，另一眼更须防护，以防患眼分泌物及滴眼液流入健眼。

3. 禁止包扎患眼。

4. 可予药水点眼治疗，如氧氟沙星滴眼液、妥布霉素滴眼液，每小时 1 次；更昔洛韦滴眼液、阿昔洛韦滴眼液，每小时 1 次；加替沙星眼膏，每晚 1 次。

第二节　瞳神紧小

瞳神紧小，西医学称"急性虹膜睫状体炎"，以瞳神持续缩小、展缩不灵，伴有目赤疼痛、畏光流泪、黑睛内壁沉着物、神水混浊、视力下降为主要临床症状的眼病。本病常见于青壮年人，病情迁延易反复，缠绵难愈。本节以病邪来源为纲，将本病划分为外邪侵犯的风湿夹热和内火上犯的肝胆火炽两个证型，形成"纲目条辨"的辨治体系。

一、中医辨治

1. 风湿夹热

因风湿与热邪相搏，风湿热邪黏滞重着，阻滞于中，清阳不升，浊阴上泛。

（1）临床表现　眼珠坠胀疼痛，眉棱骨胀痛，畏光流泪，视力缓降，抱轮红赤或白睛混赤，黑睛后壁有点状或羊脂状物沉着，神水混浊，黄仁肿胀，纹理不清；常伴肢节肿胀，酸楚疼痛；病势缠绵，反复发作。舌红苔黄腻，脉濡数或弦数。

（2）治则治法　祛风清热除湿。

（3）推荐方药　九味羌活汤合四味大发散。羌活、防风、细辛、苍术、白芷、川芎、黄芩、生地黄、甘草、麻黄、藁本、蔓荆子、生姜各 10～15g。中成药可选用防风通圣丸。

2. 肝胆火炽

因肝胆火旺，循经上犯黄仁，黄仁受灼，展而不缩。

（1）临床表现　眼部表现同上，伴口舌生疮，阴部溃疡，口苦咽干，大便秘结。舌红苔黄，脉弦数。

（2）治则治法　清泻肝胆实火。

（3）推荐方药　龙胆泻肝汤。龙胆草、栀子、黄芩、木通、泽泻、车前子、柴胡、甘草、当归、生地黄各 10～15g。中成药可选用龙胆泻肝丸。

3. 其他特色疗法

（1）药物熨敷　将内服方之药渣用布包，在温度适宜时即可进行眼部药物熨敷，以利退赤止痛。

（2）针刺治疗　风湿夹热者，针用泻法，选合谷、曲池、承泣、攒竹、风池；肝胆火炽者，针用泻法，选太冲、风池、睛明、太阳、印堂；均每日1次，留针30分钟，10日为1个疗程。

二、临证备要

本病多表现为眼红、眼痛、畏光、流泪等刺激症状，视力下降，头痛。起病急，发病快，病情缠绵，易反复发作。除上述中医疗法治疗的同时，应注意以下事项。

1.本病早期应及时散瞳，防止瞳神后粘连，减少或减轻并发症的发生。如复方托吡卡胺滴眼液或阿托品眼膏，每日3次。②皮质类固醇类药物，如妥布霉素地塞米松滴眼液，每2小时一次。③非甾体抗炎药类，如双氯芬酸钠滴眼液、普拉洛芬滴眼液，每日4次。④抗生素类眼药膏，如加替沙星眼用凝胶、红霉素眼膏，每晚1次。

2.注意应用糖皮质激素药物的不良反应，避免并发症的发生。

3.调节情志，保持乐观的心态。

4.避免辛辣炙煿之品，戒烟酒，饮食宜清淡。

5.外出可戴有色眼镜，避免光线刺激。

第十一章　疼痛类疾病

疼痛类疾病是指以疼痛为主要表现的疾病的统称。其中包括某些疾病或损伤所伴发的疼痛症状，也包括某些发病原因不明的疼痛性疾病。疼痛是一种常见的临床症状，是伴有实质性或潜在性组织损伤而引起的一种不愉快感觉和精神体验。疼痛性疾病是一种以疼痛为主要症状，而病因病理机制明确或不明的一大类慢性疾病。

本章主要论述洪涝灾害后出现的急性疼痛或慢性疼痛性疾病急性加重。中医以虚实为纲，对于疼痛的产生主要包括内因和外因，外因多为外感风、寒、湿等邪气，致经络脏腑损伤，气血凝滞，经络壅闭，不通则痛；内因多为素体气血亏虚或久病气血不足，经脉、筋肉失于濡养，不荣则痛。本病的中医辨治以疼痛不同性质为"纲"，主要分为实性疼痛与虚性疼痛，不通则痛主要包括寒湿阻滞和气滞血瘀；不荣则痛则主要表现为气血亏虚，形成"纲目条辨"的辨治体系。

一、中医辨治

1. 寒湿阻滞

因风、寒、湿邪气侵袭人体，致脏腑经络气机阻滞，甚则经络闭阻，经气逆乱而发生疼痛。

（1）临床表现

疼痛常有定处，拘急剧痛，或沉重困痛，如布帛所裹，可见四肢沉重肿胀，关节拘急，甚至僵硬难以屈伸，受寒湿则疼痛加剧，得温则舒，局部皮色不红，触之不热，或伴畏寒肢冷，纳呆腹胀，便溏不爽等症。舌质暗淡，苔薄白或白腻，脉弦紧或沉缓。

（2）治则治法　散寒除湿，通络止痛。

（3）推荐方药　独活寄生汤合实脾饮加减。桑寄生、独活、秦艽、防风、川牛膝、肉桂、细辛、党参、白术、补骨脂、干姜、僵蚕、杜仲、地龙、白芍、薏苡仁、制附子、土茯苓、厚朴、木瓜各 6 ～ 10g。

（4）其他特色疗法 ①针刺疗法：可选取局部阿是穴为主，头痛可选取百会、太阳、风池等；关节痛可选取膈俞、血海、足三里、阴陵泉等；腰痛则可选取大肠俞、腰夹脊、环跳等。②刺络拔罐法：用皮肤针重叩脊背两侧和关节疼痛部位，使出血少许，加拔火罐。③耳针疗法：选取腰骶椎、肾、神门、颈椎、膝、髋、胸、腹等相对应疼痛部位施针，采用王不留行籽贴敷压丸，每日按压 3～5 次，每次按压穴位 30～60 秒，3～7 天更换一次。④艾灸法：可选用艾条灸置于局部阿是穴，灸至局部皮肤出现红晕为度。亦可采用隔姜灸或隔附子饼灸。

（5）调护 避风寒湿，保持居住环境温暖干燥，局部皮肤注意保暖防寒，忌食生冷油腻之品。

2. 气滞血瘀

因肝郁不畅，气机郁滞，或实邪阻滞，腑气不通，致气血瘀滞，经络运行不畅所致的疼痛。

（1）临床表现 疼痛可为走窜样疼痛，亦可为固定部位疼痛，也可表现为局部刺痛或胀痛，或伴青紫样肿块，疼痛时痛时止，有时以夜间疼痛更为明显，或情志不畅时疼痛加重，局部皮肤可见青紫瘀斑，常伴胸胁胀满疼痛，口唇爪甲青紫，肌肤甲错等症。舌质紫暗、暗红或有瘀斑，脉细涩或沉涩，或弦紧。

（2）治则治法 疏肝理气，活血化瘀。

（3）推荐方药 柴胡疏肝散合血府逐瘀汤加减。柴胡、赤芍、川芎、枳壳、陈皮、香附、当归、生地黄、桃仁、红花、川牛膝、桔梗、炙甘草、薄荷各 6～10g。

（4）其他特色疗法 ①针刺疗法：以局部阿是穴为主点刺或围刺，远端取穴可选取三阴交、血海、曲池、合谷、足三里等穴位。②刺络拔罐法：用皮肤针重叩脊背两侧和关节疼痛部位，使出血少许，加拔火罐。③耳针疗法：选取肝、肾、神门、心等相对应疼痛部位施针，采用王不留行籽贴敷压丸，每日按压 3～5 次，每次按压穴位 30～60 秒，3～7 天更换一次。④穴位贴敷法：将活血化瘀止痛类药物，如乳香、没药、血竭、冰片、赤芍等，将其捣碎敷于纱布，贴于局部患处。⑤熏洗水浴法：可选用活血化瘀药物，煎煮后的药物泡洗或熏蒸，中药蒸汽通过患处皮肤进行渗透、吸收、扩散，使皮肤气血流通，达到活血化瘀、通络止痛的功效。

（5）调护　畅情志，保持患处皮肤温暖无破溃，平时可通过按摩肝俞穴、期门穴、膈俞穴、膻中穴改善症状，按摩时要把握好力度，不可过轻或者过重。

3.气血亏虚

因阳气虚衰、气血不足造成寒从内生，水液内停，人体脏腑经脉、四肢百骸、五官九窍失于温煦、濡润而引起的疼痛。

（1）临床表现　多见于久病体虚，脾胃虚弱，或失血过后，耗伤气血，甚或饮食不节，忧思劳倦致气血耗伤之人。疼痛可表现为隐痛、空痛、胀痛或隐隐作痛、绵绵不绝的特点，痛处喜按、喜温，可伴面色无华，头晕目眩，神疲乏力，四末不温，形寒肢冷，心悸气短，大便溏薄或排便无力等伴随症状。舌质淡，苔薄白，脉细弱、沉细或弦紧。

（2）治则治法　益气补血，温阳散寒。

（3）推荐方药　八珍汤合附子汤加减。人参、党参、黄芪、白术、茯苓、熟地黄、当归、白芍、川芎、升麻、大枣、阿胶、鸡血藤、川乌、草乌、附子、炙甘草各6～10g。

（4）其他特色疗法　①针刺疗法：以局部阿是穴为主点刺或围刺，远端取穴可选取足三里、三阴交、脾俞、胃俞、气海等穴位。②耳针疗法：选取脾脏、肾脏、心、神门、小肠等相对应疼痛部位施针，采用王不留行籽贴敷压丸，每日按压3～5次，每次按压穴位30～60秒，3～7日更换一次。③熏洗水浴法：可选用益气养阴、活血补血药物，煎煮后的药物泡洗或熏蒸，中药蒸汽通过患处皮肤进行渗透、吸收、扩散，使皮肤气血流通，达到通络止痛的功效。④拔罐疗法：可将罐吸拔于背部两侧夹脊穴处，置于施术部位10～15分钟后，将罐取下，可起到温阳散寒止痛的作用。

（5）调护　气血亏虚的患者，由于正气不足，卫外不固，容易招致外邪入侵。故应注意冷暖，避风寒，适寒温，尽量减少伤风感冒。饮食一般以富于营养、易于消化、不伤脾胃为原则。对辛辣厚味、过分滋腻、生冷不洁之物，则应少食，甚至禁食。同时，戒烟酒，舒畅情志，少烦忧，以减少气血的耗伤。

二、临证备要

疼痛类疾病涵盖的病种范围很广，洪涝灾害后常见的疼痛类疾病包括急性运动损伤所致的肌肉拉伤或关节扭伤疼痛，也包括寒湿天气、劳累诱发的慢性疼痛类疾病加重，如类风湿关节炎、肩关节周围炎、偏头痛、三叉神经痛、血管性头痛、神经性头痛、腓肠肌痉挛、坐骨神经痛、颈椎病、慢性腰肌劳损、膝关节炎等。

疼痛类的疾病在采用上述中医药治疗方法的同时，应当注意以下事项：

1.急性疼痛可采用口服中药与外用中药两者相结合的治疗方案，但如果患处皮肤破溃，则不宜使用局部针灸类的治疗方法，需保护皮肤，彻底消毒，避免感染。

2.慢性疼痛类疾病急性加重，可采用上述治疗方法缓解症状，但在急性疼痛得到缓解后，应到专科就诊，继续慢性疾病的治疗。

3.经治疗 1～2 日后，疼痛无缓解，甚至出现疼痛加重、发热、皮肤溃烂、全身状态变差、饮食废止、周身瘀斑或瘀点等疾病恶化症状，需及时到专科医院进一步就诊。

第十二章 小儿类疾病

第一节 小儿发热

发热指体温异常升高，是小儿常见的一种病证。正常小儿腋表体温为36～37℃，腋表体温如果超过37.4℃，可认为是发热。本病多因小儿感受外邪，或内伤乳食、先天不足等因素导致。

本节主要论述洪涝灾害后出现的小儿发热性疾病的中医辨治。考虑到小儿独特的生理病理特点，以不同病因致病因素为纲，本病的中医辨治分为外感发热与内伤发热两个证型，形成"纲目条辨"的辨治体系。

一、中医辨治

1. 外感发热

小儿形气未充，腠理疏薄，卫表不固，冷热不能自调，受外邪侵袭，卫阳被遏而发热。

（1）临床表现 发热的同时，伴有头痛，怕冷，有汗或无汗，鼻塞流涕。舌苔薄白或薄黄，脉浮紧或浮数，指纹鲜红或红紫。

（2）治则治法 解表祛邪。

（3）推荐方药 荆防败毒散加减。常用药物：荆芥、防风、羌活、紫苏叶、桔梗、葛根、白芷等，中成药可选用午时茶颗粒。视小儿年龄、体重等因素调整用量。

（4）小儿推拿

1）打马过天河

①定位：前臂正中，总筋（掌后腕横纹中点）至洪池（肘横纹处，肱二头肌肌腱桡侧缘）成一条直线。

②操作：用示、中指指腹蘸水，自小儿总筋起，一起一落弹打，直至洪池，同时用口吹气，操作100～300次。

③功效：清热解表，泻火除烦。

④应用：治疗小儿热性疾病。

2）退六腑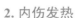

①定位：前臂尺侧，阴池（掌侧腕横纹尺侧纹头处）至肘成一条直线。

②操作：用拇指指腹或示、中指指腹自小儿肘推向腕，操作100～300次，如图12-1所示。

③功效：清热凉血解毒。

④应用：与打马过天河合用，适用于小儿发热性疾病。

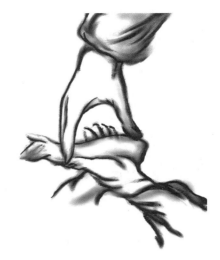

图12-1 退六腑

（5）调护 多饮水，合理饮食与穿衣。

2. 内伤发热

小儿由于乳食停积，脾胃壅实，郁而发热；或先天不足，后天失养，气虚阴虚而发热。

（1）临床表现 发热同时伴面红，气促，不思饮食，便秘烦躁。舌红苔燥，脉滑，指纹深紫。

（2）治则治法 消食健脾清热。

（3）推荐方药 保和丸或人参五味子汤加减。焦山楂、焦六神曲、鸡内金、莱菔子、枳壳、炒白术、茯苓等。中成药可选用清热化滞颗粒。

（4）小儿推拿

1）运八卦

①定位：手掌面，以掌心为圆心，以圆心至中指根横纹2/3处的长为半径所做的圆。

②操作：用一手拇指按住小儿中指根部，另一手拇指用运法操作100～300次，一般顺时针操作，如图12-2所示。

③功效：宽胸利膈，理气化痰，导滞消食。

④应用：治疗乳食内伤。

2）推下七节骨

①定位：第4腰椎至长强（尾椎骨端）成一条直线。

②操作：用拇指桡侧面或示、中两指指指腹自上向下直推，操作100～300次，如图12-3所示。

③功效：泄热通便。

④应用：治疗肠热便秘。

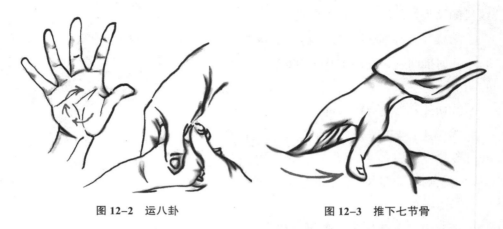

图12-2　运八卦　　　　　　　　图12-3　推下七节骨

（5）调护　饮食宜清淡、易消化，忌食辛辣、冷饮、肥甘厚味。

二、临证备要

面对洪涝灾害后出现的小儿发热类疾病，除需注意前文所述的相关成人发热的注意事项，由于小儿具有独特的生理病理特点，还应特别注意以下事项。

1. 多数情况下，发热是身体对抗入侵病原的一种保护性反应，是人体免疫系统抵抗病原的过程。体温的异常升高与疾病的严重程度不一定成正比，但体温过高或长期发热，可影响机体调节功能，从而影响小儿的身体健康。因此，对发热的小儿，应积极查明原因，针对病因进行治疗。同时，体温＜38.5℃时，应使用物理退热法，如冰袋降温、温水擦身等，避免过早及不必要地使用退热药物。

2. 儿科推拿手法适用于12岁以下儿童，临床多用于6岁以下小儿。由于小儿脏腑娇嫩，形气未充，肌肤柔弱，推拿手法需做到轻快柔和，平稳扎实，适达病所止，不可竭力攻伐。

第二节　小儿咳喘

咳喘指咳嗽、气喘，或伴有痰鸣的一组病证。小儿常因感受外邪，或禀赋不足、脏器虚弱而出现咳喘的症状。本节主要论述洪涝灾害后出现的小儿咳喘的中医辨治。综合小儿自身生理病理特点考虑，本病的中医辨治分为外感咳喘与内伤咳喘两个证型。

一、中医辨治

1. 外感咳喘

小儿感受风邪，风邪受犯肺卫，肺气壅遏不宣，清肃失常，肺气上逆发生咳喘。

（1）临床表现　咳嗽，气喘，伴鼻塞流涕，痰白或黄，咽痛。舌淡红或红，苔薄白或薄黄，脉浮紧或浮数，指纹浮红或浮紫。

（2）治则治法　疏风宣肺止咳。

（3）推荐方药　华盖散或桑菊饮加减。炙麻黄、荆芥、杏仁、白前、远志、陈皮、紫苏子、桔梗、桑叶、菊花、薄荷、连翘等。中成药可选用小儿宣肺止咳颗粒。

（4）小儿推拿

1）运太阳

①定位：眉后凹陷处。

②操作：用中指端揉该穴，如图 12-4 所示。

③功效：疏风解表，清热止痛。

④应用：治疗外感咳喘、头痛等。

2）推坎宫

①定位：自眉头起，沿眉向眉梢成一条横线。

②操作：用两拇指自眉心向眉梢分推 30 ～ 50 次，如图 12-5 所示。

③功效：疏风解表，醒脑明目。

④应用：治疗外感咳喘、发热等。

（5）调护　注意休息，经常变换体位及轻拍背部，有助于排除痰液。

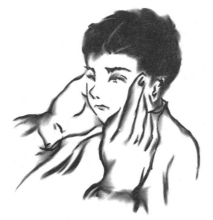

图 12-4　运太阳　　　　　　　　　　图 12-5　推坎宫

2. 内伤咳喘

小儿禀赋不足，肺脾虚弱，肺虚气不布津，脾虚运化失司，痰液内生，气道不利，发生咳喘。

（1）临床表现　咳嗽，喘息，痰白清稀或痰少而黏，乏力，面色不好，气短懒言，食欲不振。舌淡嫩或红，苔白腻或少，脉细无力或细数，指纹淡红或紫。

（2）治则治法　补肺健脾，益气养阴。

（3）推荐方药　六君子汤或沙参麦冬汤加减。党参、炒白术、茯苓、陈皮、法半夏、炙百部、炙紫菀、南沙参、麦冬、地黄、玉竹、天花粉、桑白皮、五味子、炙甘草等。中成药可选用养阴清肺口服液。

（4）小儿推拿

1）补肺经

①定位：无名指节末节螺纹面。

②操作：自小儿无名指尖向指根方向直推 100 ～ 500 次，如图 12-6 所示。

③功效：补益肺气，化痰止咳。

④应用：治疗肺气虚损的咳嗽、气喘等。

2）补脾经

①定位：拇指末节螺纹面，或拇指桡侧缘。

②操作：一手将小儿拇指屈曲，另一手循拇指桡侧缘，由指端向指根方

向直推 100 ～ 500 次，或旋推拇指
末节螺纹面，如图 12-6 所示。

③功效：健脾和胃，补益气血。

④应用：治疗脾胃虚弱导致的
消化不良、咳嗽等。

（5）调护　饮食宜清淡、易消
化、富含营养，平时规律户外锻炼，
增强体质。

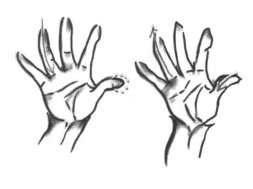

二、临证备要

面对洪涝灾害后出现的小儿咳
喘类疾病，在采用上述中医疗法治
疗的同时，应注意以下事项。

1.许多肺系疾病都可表现为咳

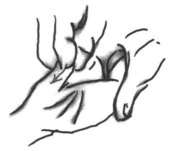

图 12-6　补肺经和补脾经

嗽、喘息等症状，如肺炎、哮喘等，
在发现咳喘时应注意鉴别，以防失
治误治。同时，需注意避免疾病迁延，导致病情加重或变生他病。

2.在小儿时期，除了肺系疾病，其他系统疾病及传染病都可兼见咳嗽、
喘息等症状，若咳喘不是突出主症时，应综合全身症状考虑诊断和治疗。

第三节　小儿呕吐

呕吐指胃内容物上逆经口而出的一种病证。小儿常因内伤乳食，或脏腑
功能不足而出现呕吐的症状。本节主要论述洪涝灾害后出现的小儿呕吐的中
医辨治。综合小儿自身生理病理特点考虑，以虚实为纲辨证，本病的中医辨
治分为实证呕吐与虚证呕吐两个证型。

一、中医辨治

1.实证呕吐

小儿因喂养不当，进食过多或偏食，导致食积胃中，中焦壅塞，胃不受

纳，脾失健运，升降失调，胃气上逆而出现呕吐。

（1）临床表现　呕吐酸臭乳块或不消化食物，不思饮食，口气臭秽，腹部胀满，吐后觉得舒服，大便干结或泻下酸臭。舌红，苔厚腻或黄厚腻，脉滑数有力，指纹紫滞。

（2）治则治法　消乳化食，和胃降逆。

（3）推荐方药　保和丸加减。炒麦芽、焦六神曲、焦山楂、香附、砂仁、陈皮、炒谷芽、炙甘草等。中成药可选用加味保和丸。

（4）小儿推拿

1）分推腹阴阳

①定位：腹部。

②操作：用两手沿肋弓角边缘或自中脘（前正中线上，胸骨下端和肚脐连接线中点）至脐，向两旁分推100～200次，如图12-7所示。

③功效：健脾和胃，理气消食。

④应用：治疗呕吐、恶心等消化功能紊乱类病症。

2）揉板门

①定位：手掌大鱼际平面。

②操作：用拇指揉该穴100～300次，如图12-8所示。

③功效：健脾和胃，消食化滞。

④应用：治疗乳食停积、食欲不振等症。

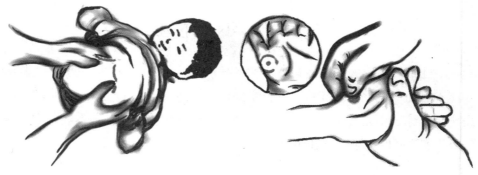

图12-7　分推腹阴阳　　　　　图12-8　揉板门

（5）调护　喂养小儿时，食物宜清淡而富有营养、清洁卫生。

2. 虚证呕吐

小儿先天禀赋不足，脾胃素虚，中阳不足，或小儿恣食生冷，冷积中脘，损伤脾胃，导致脾胃虚寒，胃气失和而发生呕吐。

（1）临床表现　进食后良久方吐，呕吐物多为清稀痰水或不消化乳食残渣，面色苍白，精神疲倦，腹痛，便溏。舌淡苔白，脉迟缓无力，指纹淡。

（2）治则治法　温中散寒，和胃降逆。

（3）推荐方药　丁萸理中汤加减。党参、炒白术、干姜、丁香、吴茱萸、茯苓、陈皮等。中成药选用附子理中丸。

（4）小儿推拿

1）推天柱骨

①定位：颈后发际正中至大椎穴成一直线。

②操作：用拇指或示指、中指自上向下直推100～500次，如图12-9所示。

③功效：祛风散寒，降逆止呕。

④应用：治疗恶心、呕吐等症。

2）揉外劳宫

①定位：掌背第3/4掌骨之间凹陷处。

②操作：用拇指指腹揉30～50次，如图12-10所示。

③功效：温阳散寒，升阳举陷。

④应用：治疗顽固不化、腹痛腹泻等。

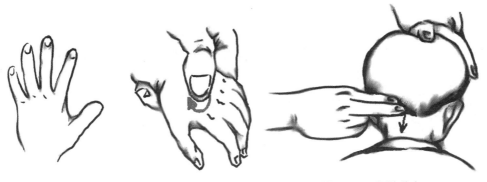

图 12-9　推天柱骨　　　　　　　图 12-10　揉外劳宫

（5）调护　小儿及哺乳的母亲应避免恣食冷食冷饮。

二、临证备要

面对洪涝灾害后出现的小儿呕吐类疾病，在采用上述中医疗法治疗的同时，应注意以下事项。

1. 小儿呕吐时应注意排除各种急腹症、颅脑疾病、感染性疾病、药物与食物中毒等，需结合病史、临床症状、腹部体征、实验室检查等明确诊断。

2. 呕吐是一种人体的保护性反应，不可一味见呕止呕。发现小儿呕吐后，应注意观察患儿的症状变化，如呕吐后整体症状减轻，自觉舒服，则说明疾病向愈，注意后续调护；若小儿呕吐后症状加重或进一步复杂化，则需及时救治。

第四节　小儿泄泻

泄泻指大便次数增多，粪质稀薄或如水样的一种病证。小儿常因感受湿邪，或伤于乳食、脾胃虚弱而出现泄泻的症状。

本节主要论述洪涝灾害后出现的小儿泄泻的中医辨治。综合小儿自身生理病理特点考虑，以虚实为纲辨证，本病的中医辨治分为实证泄泻与虚证泄泻两个证型。

一、中医辨治

1. 实证泄泻

小儿感受湿邪，兼夹风、寒、暑、热等邪为病，脾阳被困，运化失司而发生泄泻。

（1）临床表现　大便稀溏，泻下急迫，肠鸣腹痛，气味臭秽。舌红，苔黄腻，脉滑数，指纹紫。

（2）治则治法　运脾化湿祛邪。

（3）推荐方药　葛根芩连汤加减。葛根、黄芩、黄连、白头翁、马齿苋、佩兰、苍术、炙甘草等。中成药可选用葛根芩连丸。

（4）小儿推拿

1）揉小天心

①定位：手掌根部，大鱼际与小鱼际相接处。

②操作：用中指端揉 100 ～ 300 次，如图 12-11 所示。

③功效：清热除烦。

④应用：治疗湿热类泄泻。

2）捏脊

①定位：躯干后正中线。

②操作： 用捏法自下而上操作 3 ～ 5 遍，如图 12-12 所示。

③功效：调阴阳，和脏腑，通经络。

④应用：治疗泄泻、便秘等病证。

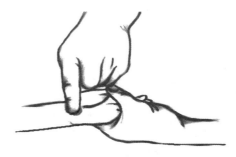

图 12-11　揉小天心

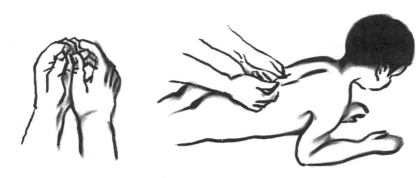

图 12-12　捏脊

（5）调护　注意饮食卫生，食品应新鲜、清洁；饭前、便后要洗手。

2. 虚证泄泻

小儿素体脾虚，或久病迁延不愈，脾胃虚弱，腐熟无能，运化失司，而发生泄泻。

（1）临床表现　大便稀溏，色淡不臭，时轻时重，面色萎黄，形体消瘦或肥胖，精神倦怠。舌淡，苔白，脉缓弱，指纹淡。

（2）治则治法　健脾益气止泻。

（3）推荐方药　参苓白术散加减。党参、炒白术、山药、茯苓、莲子肉、薏苡仁、砂仁、陈皮等。中成药可选用参苓白术丸。

（4）小儿推拿

1）推三关

①定位：前臂桡侧，阳池至曲池成一直线。

②操作：用拇指桡侧面或示、中指指腹自小儿腕推向肘，操作 100 ～ 300 次，如图 12-13 所示。

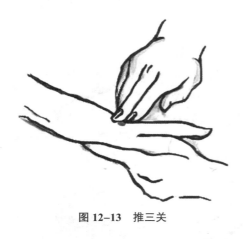

图 12-13　推三关

③功效：补气行气，温阳散寒。

④应用：治疗阳气不足、气虚血弱导致的吐泻等病证。

2）摩腹

①定位：腹部。

②操作：用手掌或四指摩腹部，一般操作 5 分钟，如图 12-14 所示。

③功效：健脾和胃，理气消食。

④应用：治疗泄泻、呕吐等消化功能紊乱类病症。

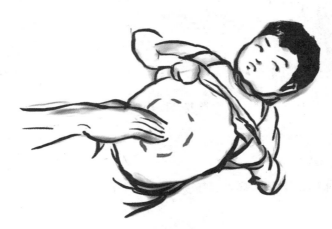

图 12-14　摩腹

（5）调护　提倡母乳喂养，适当加强户外运动。

二、临证备要

面对洪涝灾害后出现的小儿泄泻类疾病，在采用上述中医疗法治疗的同时，应注意以下事项。

1.小儿出现泄泻应注意与相关传染性疾病相鉴别，例如细菌性痢疾，会出现急性起病，大便有黏液脓血，腹痛明显，里急后重等表现。

2.小儿泄泻还应注意脱水情况。如重症泄泻时，出现小便少或无，精神烦躁或萎靡，皮肤弹性差，囟门凹陷，眼窝凹陷，啼哭无泪等脱水征，应及时对症补液处理，不可延误。

第三部分

洪涝灾害后情志疾病中医药治疗

第十三章　洪涝灾害后常见情志疾病及中医辨治

洪涝灾害是由自然因素导致的可以造成心理创伤的自然灾害。其不可完全预见，会造成大量人员伤亡、财产损失。个人在自己或他人生命、财产受到威胁的情况下，作为受害者、目击者或施救者，都有可能由于这种创伤性经历，产生强烈的恐惧感、无助感，从而导致灾难后精神障碍发病率的增高。精神障碍属中医情志病的范畴，本章主要论述洪涝灾害后常见情志病的中医辨治。

第一节　一般应激综合反应

一、临床表现

一般性应激综合反应是人受到某种刺激时产生的一系列生理、情绪、认知和行为反应。

1. 生理方面

胃脘不适、腹泻、食欲不振、头痛、胁肋胀痛、乏力、失眠、噩梦、胸闷、肌肉紧张、气促、心悸等。

2. 情绪方面

紧张不安、忧虑担心、敏感警觉、悲伤无望、烦躁易怒、麻木等。

3. 认知方面

注意力难以集中、较以前不自信、犹豫不决、健忘、自我效能感降低、强迫性回忆等。

4. 行为方面

行为退化、社交退缩、逃避与疏离、不信任他人等。

面对灾害，短期内出现这些反应都是正常的。大部分人可以适应上述反应，不会带来生活上永久或极端的影响，有社会和亲友的支持，能随着时间的推移恢复如常。但对于一部分人来说，可能因为个性特点、社会支持、个人健康状况、所处环境等不利因素，持续进展为精神疾病的风险大大增加。

二、中医辨治

具有风险因素的这部分人，属于中医"治未病"的范畴，在不适感较轻、表现较少、出现时间较短的阶段，如果能及时关注并干预，可以阻断其进一步发展为情志病。在配合非药物治疗的同时，可辨证选用简便易服的中成药，以促进恢复。

1. 肝郁证

出现胸闷、胁肋胀痛、悲伤无望等属肝郁气滞证的，可选用舒肝解郁胶囊；伴有急躁易怒、目赤耳鸣等属肝郁化热证的，可选用加味逍遥丸；伴有不寐多梦、口干而苦等属肝郁阴虚证的，可选用百乐眠胶囊。

2. 心脾两虚证

心脾两虚证以回避退缩、敏感多疑、紧张不安、失眠、心悸、食欲不振等为主要表现，可选用九味镇心颗粒。

3. 心肝血虚证

心肝血虚证以失眠多梦、烦躁易惊、疲倦食少为主要表现，可选用心神宁片。

4. 心肾不交证

心肾不交证以失眠健忘、神疲乏力、心悸心烦、头晕耳鸣等为主要表现，可选用乌灵胶囊。

第二节 急性应激反应和创伤后应激障碍

一、临床表现

1. 急性应激反应

急性应激反应是既往精神稳定的个体在经历超常的躯体和（或）精神应激后出现的短暂障碍，在创伤后 4 周内逐渐消退。症状包括休克反应、不存在感、麻木和定向力障碍，也包括过多的自主神经警觉状态。严重的应激可以带来很多情绪和身体反应。急性应激反应的症状，对个体来说有很大的变异性，与个体的个性特征、躯体状况、认知水平、生活经历、既往精神障碍病史等有关。典型的、普遍的表现如下：①生理方面：由于惊恐性焦虑而引起的自主神经症状，如心动过速、出汗、面色潮红等。②情绪方面：紧张、易激惹。③认知方面：出现"茫然"状态，表现为意识范围局限、注意狭窄、对外在的刺激难以反应、出现定向错误等。④行为方面：与周围交往中出现进一步的退缩性，有的甚至可以达到分离性木僵的程度；或者出现激越性活动过多，如逃跑反应。

2. 创伤后应激障碍

创伤后应激障碍是指个体在经历灾难性创伤性事件后，所出现的各种身心综合反应。症状发生在创伤性事件后的数周到 6 个月，或 6 个月以上，持续时间超过 1 个月，当事人心理和社会层面都因此受到影响。疾病可分为三个类型：急性型（病程小于 3 个月）、慢性型（病程 3 个月以上）、迟发性（创伤性事件 6 个月之后才发病）。主要包括十分痛苦且持续存在或反复出现的三组症候群：①反复重现闯入性创伤性体验。直接来源于诱发性事件的强迫性闯入图像，如噩梦、闪回，当事人很难通过主观自愿控制。②持续性的过度警觉。难以入睡或易惊醒，注意力集中困难，激惹性增高，过分地心惊肉跳，坐立不安，遇到与创伤性事件多少有些相似的场合或事件时，会产生明显的生理反应，如心跳加快、出汗、面色苍白等。③持续回避。极力不去想有关创伤性体验的事，避免参加或去能引起痛苦回忆的活动或场所，对周围环境的普通刺激反应迟钝。情感麻木，与人疏远，不亲切，对亲人情感变淡，社会性退缩，兴趣爱好变窄，对未来缺乏思考和计划，对创伤性经历中的重要情节遗忘等。

此外，创伤后应激障碍还可能造成长期影响，包括持续性的人格改变，如敌对、不信任、退缩、长期空虚感和疏离感；深部肌肉结构持续紧张所致肌肉或关节疼痛，因为创伤性急性期被中断，或逃跑反应储存于记忆中。

二、中医辨治

1. 心胆气虚证

①临床表现：心悸胆怯，善惊易恐，多疑善虑，精神恍惚，情绪不宁，

坐卧不安，少寐多梦。舌质淡，苔薄白，脉动数或虚弦。②治则治法：益气养心，镇惊安神。③推荐方药：安神定志丸加减。茯苓15g，茯神30g，远志10g，党参10g，沙参15g，石菖蒲10g，龙齿30g，灵磁石30g，琥珀6g，炙甘草10g，炙黄芪10g。心肝阴虚加麦冬、五味子敛阴生津；心肝火旺加黄连、龙胆草清肝泻火，清心除烦。

2. 心脾两虚证

①临床表现：心悸，善惊多恐，失眠多梦，头晕，面色不华，倦怠乏力，食欲不振，便溏。舌质淡，苔薄白，脉细弱。②治则治法：益气养血，健脾宁心。③推荐方药：归脾汤加减。党参10g，炒白术10g，炙黄芪10g，当归10g，炙甘草10g，茯神30g，远志10g，酸枣仁30g，木香10g，大枣10g，生姜10g。若血虚较甚，加熟地黄、芍药、阿胶；失眠较重，加五味子、夜交藤、合欢皮；纳呆、苔腻，加半夏、厚朴、陈皮等。

3. 阴虚内热证

①临床表现：多疑惊悸，少寐多梦，欲食不能食，欲卧不能卧，欲行不能行，口苦尿赤。舌质红，苔微黄少津，脉细数。②治则治法：滋阴凉血，清热安神。③推荐方药：百合地黄汤合知柏地黄汤加减。百合10g，生地黄10g，知母10g，山药10g，茯苓15g，炒酸枣仁30g，炙甘草10g，牡丹皮10g，赤芍10g，黄柏10g。盗汗加五味子、煅牡蛎；闻声易惊者加朱砂冲服。

4. 痰热扰心证

①临床表现：心烦意乱，坐卧不宁，夜寐多惊，性急多言，头昏头痛，口干口苦。舌质红，苔黄腻，脉滑数。②治则治法：清热涤痰，宁心安神。③推荐方药：黄连温胆汤加减。黄连6g，法半夏10g，陈皮10g，茯苓15g，炙甘草10g，胆南星10g，枳实10g，竹茹10g，酸枣仁30g，远志10g，天竺黄15g，栀子6g，龙胆草10g，大枣10g。大便干燥加生大黄；小便短赤可加白茅根。

5. 瘀血内阻证

①临床表现：心悸怔忡，夜寐不安；或夜不能寐，多疑烦躁，胸闷不舒，时或头痛心痛如刺；或眼圈暗黑，舌质暗红，边有瘀斑；或见舌面瘀点，口唇紫暗，脉涩或弦紧。②治则治法：活血化瘀，通络安神。③推荐方药：血府逐瘀汤加减。桃仁10g，红花10g，当归10g，川芎10g，生地黄10g，赤芍10g，牛膝15g，柴胡10g，枳壳10g，桔梗10g，丹参15g，生龙齿30g，琥

珀粉 10g，甘草 10g。

第三节　抑郁状态

一、临床表现

抑郁状态可能合并创伤后应激障碍，也可能是居丧反应的延续，或是灾难所诱发的抑郁发作。主要表现为持续两周以上大部分时间，每天大部分时间出现以下症状。

1. 主要症状

情绪低落（抑郁心境），沮丧；缺少兴趣和（或）愉悦感，即使在平时很愉快的事情上；淡漠，精力减退，容易疲乏。严重者可出现幻觉、妄想等精神病性症状。

2. 次要症状

注意力集中困难，注意范围变窄，联想困难或自觉思考能力下降；自尊和自信降低；自责或内疚感，无价值感；对未来感到悲观消极；人际能力下降或缺乏交流；行为迟缓，活力减退或丧失；自杀想法或行为；躯体不适，如头痛、胸闷、早醒、失眠或睡眠过多、食欲降低或增加、体重明显变化、性欲减退等。

重者社会功能受损，给本人造成痛苦或不良后果。

二、中医辨治

1. 肝气郁结证

①临床表现：精神抑郁，情绪不宁，胸部满闷，胸胁胀痛，痛无定处，脘闷嗳气，不思饮食，大便不调。舌质淡红，舌苔薄腻，脉弦。②治则治法：疏肝解郁，理气畅中。③推荐方药：柴胡疏肝汤加减。陈皮 10g，柴胡 6g，川芎 6g，香附 10g，枳壳 10g，白芍 15g，炙甘草 10g。肝郁甚者，加郁金 10g，青皮 10g；如嗳气呃逆，加代赭石 10g，佛手 10g。

2. 气郁化火证

①临床表现：性情急躁易怒，胸胁胀痛，口干而苦，头痛，目赤，耳鸣，

或嘈杂吞酸，大便秘结。舌质红，苔黄，脉弦数。②治则治法：养血健脾，疏肝清热。③推荐方药：丹栀逍遥散加减。牡丹皮10g，栀子6g，柴胡6g，当归10g，白芍15g，炒白术10g，茯苓10g，炙甘草10g。肝郁火盛，酌加龙胆草10g；心火亢盛，可加莲子心3g，灯心草3g；睡眠不安，可加用茯神30g。

3. 血行郁滞证

①临床表现：精神抑郁，胁肋刺痛，性情急躁，头痛失眠，健忘；或身体某部位有发冷或发热感。舌质紫暗，或有瘀点、瘀斑，苔薄，脉弦或涩。②治则治法：活血化瘀，理气解郁。③推荐方药：血府逐瘀汤加减。当归10g，生地黄10g，桃仁10g，红花10g，枳壳10g，赤芍15g，柴胡10g，甘草10g，桔梗10g，川芎10g，怀牛膝15g。气郁酌加炙香附10g，佛手10g，以助行气化瘀；伴发潮热，加地骨皮15g。中成药可用血府逐瘀口服液等。

4. 痰气郁结证

①临床表现：精神抑郁，咽中异物感，胸中闷塞，胁肋胀痛，咽中如有异物梗阻，咯之不出，咽之不下。舌质淡红，苔白腻，脉弦滑。②治则治法：行气开郁，化痰散结。③推荐方药：半夏厚朴汤加减。半夏10g，厚朴10g，茯苓15g，紫苏梗10g，生姜10g。痰多加陈皮10g；伴见痰瘀化热，加黄芩10g，川贝母10g。

5. 心脾两虚证

①临床表现：思善疑，纳差，神疲，头晕健忘，心悸失眠，夜寐多梦，面色少华，少气懒言。舌质淡，苔薄白，脉细弱。②治则治法：健脾养心，益气补血。③推荐方药：归脾汤加减。党参10g，生黄芪10g，炒白术15g，茯神30g，炒酸枣仁30g，龙眼肉6g，木香10g，炙甘草10g，当归10g，远志10g，生姜10g，大枣10g。心神不宁者，加郁金10g，合欢花15g；失眠多梦，加夜交藤15g。

6. 阴虚火旺证

①临床表现：情绪不宁，心悸少寐，心烦易怒，眩晕，遗精腰酸，妇女月经不调。舌红少苔，脉弦细而数。②治则治法：滋阴清热，镇心安神。③推荐方药：滋水清肝饮加减。生地黄10g，山茱萸10g，茯苓15g，当归10g，山药10g，牡丹皮10g，泽泻10g，白芍15g，柴胡10g，栀子6g，炒酸枣

仁 30g。神志不安者，酌加珍珠母 30g，磁石 30g；腰酸遗精乏力者，加龟甲
15g，知母 10g。

第四节　焦虑状态

一、临床表现

焦虑状态可能是应激障碍表现的一部分，也可能是独立的焦虑发作，或者是对手术、身体康复的焦虑，主要有如下表现。

1. 精神性焦虑

精神性焦虑多表现为经常或持续、与现实处境不相称、无明显对象或固定内容的焦虑、紧张。

2. 运动性紧张

运动性紧张可表现为运动不安和肌肉紧张。运动不安症状主要有无目的的小动作增加、坐卧不安、来回踱步、不能静坐、身体发抖等。肌肉紧张主要表现为表情紧张、双眉紧锁、紧张性疼痛、四肢震颤或姿势僵硬等。

3. 自主神经功能紊乱

自主神经功能紊乱可表现为眩晕、心悸、呼吸困难、胸闷、喉头阻塞感、口干、胃部不适、便秘或腹泻、阵发性地发冷发热、皮肤潮红或苍白、出汗、手脚冰凉或发热、尿频、尿急等自主神经功能障碍症状。

4. 警觉性增高

警觉性增高可表现为易发脾气，害怕喧哗吵闹的环境。过分关注周围环境或自身健康而不能放松下来，表情紧张，唉声叹气。睡眠障碍多以入睡困难为主，伴有睡眠浅、易醒、多梦等。

二、中医辨治

本病的中医辨治，可参见本章第二节急性应激反应和创伤后应激障碍相关内容。

第十四章　洪涝灾害后常见情志疾病的中医非药物治疗

第一节　针灸治疗

一、体针治疗

1. 调畅情志方

取穴：五脏背俞穴加膈俞。

手法：患者取俯卧位，毫针斜刺（向脊柱方向）0.5～0.8寸，捻转至穴位局部有酸胀感觉。留针30分钟，每周3～5次。30次为一个疗程。

2. 解郁安神抗抑郁方

取穴：中脘、内关、神门、足三里、太冲、风池（快针）。

手法：患者取仰卧位，毫针直刺0.5～0.8寸，捻转至穴位局部有酸胀感。留针30分钟，每周3～5次。30次为一个疗程。

3. 宁神除躁抗焦虑方

取穴：膻中、中脘、气海、内关、合谷、足三里、太冲。

手法：患者取仰卧位，直刺0.5～0.8分，捻转至局部产生酸胀感。留针30分钟，每周3～5次，30次为一个疗程。

4. 治失眠方

取穴：百会、神庭、四神聪、神门、内关、三阴交、太溪。

手法：百会、神庭沿督脉走向平刺0.5分，四神聪向百会方向平刺0.5分，余穴直刺0.5～0.8分，捻转至穴位局部产生酸胀感。留针30分钟，每周3～5次，30次为一个疗程。

5. 辨证配穴

痰郁配肺俞、合谷、列缺、天突、丰隆；心血虚配心俞、脾俞；瘀血内阻配血海、膈俞；烦躁不安配印堂、太阳、水沟；失眠配神庭、四神聪、印堂、三阴交等。

二、电针治疗

取穴：百会，印堂。

手法：用毫针沿督脉走向平刺百会、印堂，至腧穴局部有重胀感，将电极分别夹在两个针柄上，不分正负。选用疏密波，频率15Hz，逐渐加大电量，至患者感觉到震动，能耐受为度，留针30分钟。每周3～5次，30次为一个疗程。

三、艾灸治疗

取穴：关元、气海、足三里、命门、膻中、中脘、神阙等。

手法：用艾条点燃靠近穴位，以温热为度，也可根据具体证候，选择回旋灸、雀啄灸、温和灸等不同灸法，每次灸15～20分钟。此法多适用于辨证属虚证的患者。

四、耳针治疗

适用于各种辨证类型的失眠、焦虑状态患者。

取穴：根据患者具体病情，选取心、肝、脾、肾、肾上腺、内分泌、交感、神门等穴。

手法：治疗前先用耳穴探测棒在耳穴上寻找阳性点，用75%酒精消毒耳郭后，将王不留行籽的胶布固压于耳穴，给予施力加压，使患者有酸麻胀痛或发热感，并嘱患者定时按压，每日2～3次，一次5～10分钟。

五、穴位贴敷

药膏制备：刺五加30g，川芎20g，厚朴10g，按3：2：1比例研磨后，用醋配制而成。

手法：将中药膏贴在患者神阙穴、天枢穴、足三里穴和三阴交穴，并用敷贴固定，每次贴敷持续8小时，每日1次。

六、皮内针

主穴：第一组为百会、太冲、神门、心俞、尺泽；第二组为内关、四神聪、照海、膻中、列缺。

配穴：痰浊壅盛加丰隆、足三里；瘀血明显加膈俞、血海；肺肾亏虚加肺俞、太溪。

手法：针具选用规格为 0.22mm×1.5mm 的云龙牌图钉型皮内针，图钉型皮内针自带胶布，腧穴常规消毒后，用镊子尖端夹持住皮内针针柄，针尖对准穴位，垂直按下。留针时间为 1～2 天，两组穴位交替进行，10 天为 1 个疗程，每个疗程间隔 3 天，共 3 个疗程。

第二节　运动疗法

一、八段锦

八段锦是一套独立而完整的健身功法，起源于北宋。古人把这套动作比喻为"锦"，意为五颜六色，美丽华贵，视其"祛病健身，动作完美"。现代的八段锦在内容与名称上均有所改变，此功法分为八段，每段一个动作，故名为"八段锦"。

1. 第一段：双手托天理三焦

①两脚平行开立，与肩同宽。两臂徐徐分别自左右身侧向上高举过头，十指交叉，翻转掌心极力向上托，使两臂充分伸展，不可紧张，恰似伸懒腰状。同时缓缓抬头上观，要有擎天柱地的神态，此时缓缓吸气。②翻转掌心朝下，在身前正落至胸高时，随落随翻转，掌心再朝上，微低头，眼随手运。同时配以缓缓呼气。如此两掌上托下落，练习 4～8 次。另一种练习法，不同之处是每次上托时两臂徐徐自体侧上举，且同时抬起足跟，眼须平视，头极力上顶，亦不可紧张。然后两手分开，在身前俯掌下按，足跟随之下落，气随手按而缓缓下沉于丹田。如此托按 4～8 次。

2. 第二段：左右开弓似射雕

①两脚平行开立，略宽于肩，成马步站式。上体正直，两臂平屈于胸前，

左臂在上，右臂在下。②手握拳，示指与拇指呈八字形撑开，左手缓缓向左平推，左臂展直，同时右臂屈肘向右拉回，右拳停于右肋前，拳心朝上，如拉弓状。眼看左手。③、④动作与①、②动作相同，唯左右相反，如此左右各开弓4～8次。

3. 第三段：调理脾胃臂单举

①左手自身前成竖掌，向上高举，继而翻掌上撑，指尖向右，同时右掌心向下按，指尖朝前。②左手俯掌在身前下落，同时引气血下行，全身随之放松，恢复自然站立。③、④动作与①、②动作相同，唯左右相反。如此左右手交替上举各4～8次。

4. 第四段：五劳七伤往后瞧

①两脚平行开立，与肩同宽。两臂自然下垂或叉腰。头颈带动脊柱缓缓向左扭转，眼看后方，同时配合吸气。②头颈带动脊柱徐徐向右转，恢复前平视。同时配合呼气，全身放松。③、④动作与①、②动作相同，唯左右相反。如此左右后瞧各4～8次。

5. 第五段：摇头摆尾去心火

①马步站立，两手叉腰，缓缓呼气后拧腰向左，屈身下俯，将余气缓缓呼出。动作不停，头自左下方经体前至右下方，像小勺舀水似地引颈前伸，自右侧慢慢将头抬起，同时配以吸气；拧腰向左，身体恢复马步桩，缓缓深长呼气。同时全身放松，呼气末尾，两手同时做节律性掐腰动作数次。②动作与①动作相同，唯左右相反。如此①、②动作交替进行各做4～8次。

6. 第六段：双手攀足固肾腰

①两脚平行开立，与肩同宽，两掌分按脐旁。②两掌沿带脉分向后腰。③上体缓缓前倾，两膝保持挺直，同时两掌沿尾骨向下按摩至脚跟。沿脚外侧按摩至脚内侧。④上体展直，同时两手沿两大腿内侧按摩至脐两旁。如此反复俯仰4～8次。

7. 第七段：攒拳怒目增气力

预备姿势：两脚开立，成马步桩，两手握拳分置腰间，拳心朝上，两眼睁大。①左拳向前方缓缓击出，成立拳或俯拳皆可。击拳时宜微微拧腰向右，左肩随之前顺展拳，变掌臂外旋，握拳抓回，呈仰拳置于腰间。②与①动作相同，唯左右相反。如此左右交替各击出 4 ～ 8 次。

8. 第八段：背后七颠百病消

预备姿势：两脚平行开立，与肩同宽，或两脚相并。两臂自身侧上举过头，脚跟提起，同时配合吸气。两臂自身前下落，脚跟亦随之下落，并配合呼气，全身放松。如此起落 4 ～ 8 次。

二、太极拳

太极拳，被列入联合国教科文组织人类非物质文化遗产代表作名录，为国家级非物质文化遗产，是以中国传统儒、道哲学中的太极、阴阳辨证理念为核心思想，集颐养性情、强身健体、技击对抗等多种功能为一体，结合易学的阴阳五行之变化、中医经络学，以及古代的导引术和吐纳术，而形成的一种内外兼修、柔和、缓慢、轻灵、刚柔相济的中国传统拳术。

具体拳法可参考 24 式太极拳学习。

第三节　音乐疗法

音乐不仅是一门供大家欣赏的艺术，还可以调节人体神经系统，能够影响人的情绪和行为，缓解压力。不同节奏、旋律、音调、音色、速度、力度的音乐，会起到不同的作用。中医古籍中早已有相关记载："肝主目……在音为角；心主舌……在音为徵；脾主口……在音为宫；肺主鼻……在音为商；肾主耳……在音为羽。"同时，我国出土文物中亦有关于音乐舞蹈行为的画面，如仰韶文化等。中医音乐疗法已有几千年的历史，其运用角、徵、宫、商、羽 5 种不同音调，以对应相应脏腑来治疗疾病。

关于音乐调节心理状态的机制，有人认为是因为音乐通过声波有规律的频率变化，作用于大脑皮层，并对丘脑下部、边缘系统产生效应，能改善大脑及整个神经系统的功能，可以调节激素分泌，促进血液循环，调整胃肠蠕动，促进新陈代谢，通过这些环节，可以改变人的情绪和身体状态。因此，让患者聆听不同的音乐，可以引起不同的情绪效应。实践证明，让抑郁症、焦虑症、神经症患者聆听柔和、舒缓的小夜曲，可以使患者情绪平稳、放松、平静，逐渐淡忘忧愁。

一、中医五音对应的乐曲类型

角属牙音，五行为木，其声长短高下冷热之间。角属木，角调式吹出一片春天的气息，天地一片欣欣向荣，所见之处皆充满生机。角调式的特殊构成，恰可描绘出草绿天青、清风佛面的舒快；流畅水润的民乐曲风，也仿佛在邀约您一同泛游于明媚的春景中。

徵属舌音，五行为火，其声次短次下次冷。徵属火，唢呐和鼓活跃高亢的声响，描摹出"火"的属性。快速流泻的乐曲逐渐扬升，气氛欢快活络而不过分激昂，充分地表现了徵乐的属性。

宫属喉音，五行为土，为五音之首，其音极长极高极热。宫属土，宫调或音乐一开始即由埙吹奏出安详、平稳的旋律。整首乐曲典雅、柔和而流畅，如同大地包容万物，辽阔且和谐。

商属齿音，五行为金，其声次长次高次热。商属金，先强后渐弱的金锣声，为商调式音乐揭开了序幕；之后由钟琴宏大明朗而坚实的声音娓娓表现"金"的特性。商调式乐曲，略带一丝悲伤的气息，却不僵硬，描绘出"西风乍起黄叶飘，日夕疏林杪"的秋之景象。

羽属唇音，五行为水，其声极短极下极冷。羽属水，琴音传神地表现了涓涓山泉汇成小溪，流过峡谷、流过平原的景象。柔和温婉的音乐，熄灭了烦忧的心灵之火，给您一份悠游在山边水湄的自在安详。

二、中医辨治

肝郁气滞型选用角调式乐曲，构成大地回春、万物萌生、生机盎然的旋律，曲调亲切爽朗，具有"木"之特性，可入肝疏肝；若患者有实证表现，亦可选用徵调而泻肝，如《春风得意》《江南好》等。

心脾两虚型选用宫调式乐曲，风格悠扬沉静，淳厚庄重，有如"土"般宽厚结实，可入脾以健脾养血，入心养心，如《平湖秋月》《塞上曲》《良宵》等。还可配合兼有徵音和宫音的乐曲，如《十面埋伏》。

气结痰阻型选用角调式乐曲，有疏肝之功；配合宫调式乐曲，可入脾，以健脾气，助运化，两者合用，以达到疏肝健脾、理气化痰之功，如《春江花月夜》《月儿高》等。

　　脾肾阳虚型选用宫调式乐曲，可入脾；羽调式乐曲，可入肾，两者合用，以温补脾肾，如《轻骑兵进行曲》《喜洋洋》，中国的吹打乐等。

　　肝郁化火型选用角调式乐曲，具有"木"之特性，可入肝疏肝；羽调式乐曲，可入肾，两者合用，以疏肝火，滋肾阴，如《梁祝》《汉宫秋月》《二泉映月》《平沙落雁》等。

第十五章　洪涝灾害后心理危机个体干预

第一节　灾害后心理危机个体干预的原则

一、心理危机干预和实际问题解决相结合

以受创者获得基本生活保障和安全环境为基础的心理危机干预，才可能是持续和有效的。在开始干预前，首先要关注其是否已经处于一个可靠的社会支持网络。

二、对有不同需求的对象实施分级干预

干预对象分为四级，重点从第一级人群开始，逐步扩展。一般性宣传教育要覆盖到四级人群。

1. 第一级人群是亲历灾难的幸存者

第一级人群是亲历灾难的幸存者，有严重心理反应的可能性最大，需要优先、重点干预，以预防发生长期、严重的心理障碍或精神疾病。

2. 第二级人群是灾难现场的目击者

第二级人群是灾难现场的目击者，包括参与抗灾及现场新闻报道人员，他们同样体验了灾难带来的巨大心理冲击，加之工作超负荷，容易出现身心耗竭，需要必要的干预，以化解情绪搅扰，提升工作效能。

3. 第三级人群是与第一级、第二级人群有关的人

第三级人群是与第一级、第二级人群有关的人，如幸存者和目击者的亲人，耳闻目睹灾区境况，心理失衡，情绪积累，无所适从，甚至会出现思维和行为的紊乱，应通过多渠道、多形式的干预，为其提供心理支持。

4. 第四级人群是灾后在灾区开展救援、服务的人员或志愿者

第四级人群是灾后在灾区开展救援、服务的人员或志愿者，容易被受灾群众创伤的过度情感卷入，使自己出现严重的身心困扰，也需要给予适时

干预。

三、对不同类型的对象干预的侧重点不同

不同类型的人群，因年龄、创伤因素，在灾中、灾后的工作、生活内容和状态不同，心理干预的侧重点有所区别。

1. 一般成年当事人

很多受到急性创伤的来访者或者他们的家属，特别愿意反复、不厌其烦地去讲对他"最构成伤害的场面和细节"，这些很可能是他闪回的部分。干预人员要特别注意的是，在灾难救援的心理危机干预中，处理的重点是情绪和感受，而不是干预者的好奇心，或者当事人愿意讲的那个特别惨烈的场景。这时不要让当事人去描述场景和细节，而是要让他们描述想法和情绪。尤其在创伤性发生的较短时间内，通过回忆起创伤性的场景，会使再次创伤的可能性增加，从而再次造成精神不稳定。因此，干预者应避免直接或反复询问创伤场景，以防再次危及患者已经平复的稳定性。可以采用转换话题的技术，引导当事人由讲述场景转而表达自己当下的情绪和想法。例如："我知道，那天、那个时刻您经历的场景会让您很痛苦，您可不可以讲讲在经历那些之后，您的想法、感受？"

2. 儿童青少年

灾难对儿童青少年造成的创伤可能是长期的，甚至影响一生。心理干预的重点是引导其宣泄出压抑、恐惧、害怕、无助等灾难造成的情绪，帮助其认识生活积极意义的一面，对今后的学习和生活产生坚强信念和积极乐观的态度。结合年龄特点，可以采用绘画、集体活动等方式，使其疏泄情绪，转移负性关注点。注意不要刻意隐瞒孩子亲人逝去的事实，或者承诺做不到的事；干预情绪切忌简单粗暴地直接制止；不要强迫其回忆或者说话；给予关爱照顾要适度，避免其依赖或者感觉被施舍。

3. 居丧者

心理干预的重点是帮助在灾难中失去亲人的居丧者度过正常的悲伤反应过程；认识、面对、接受丧失的事实，正视丧亲的痛苦；可以正确表达对死者的感情；帮助他们重新建立新的平衡状态，找到新的生活目标，树立正确信仰，最终获得正常的生活。

4. 灾区干部

灾区干部，尤其是灾区基层干部，存在更严重潜隐心理危机的风险非常大。因为他们除了基层领导身份外，自身也可是幸存者、受灾者或罹难者家属。也就是说，他们在遭受自身伤痛、丧亲之痛、失去家园的健康、亲情、经济损失的同时，还承担着繁重、超负荷的工作任务，身心压力可想而知。在紧张、辛苦的工作状态下，这些压力所带来的悲伤、苦闷、孤独等负面感受，很难有宣泄的渠道，或者无法被其自身觉察到。而且，由于他们常常被灾区群众视为主心骨和参照对象，主观上不允许自己关注苦闷、压力、烦恼等这些"不够坚强、不够勇敢"的情绪，使得这些情绪被主观上压抑并积累下来。针对这部分人群，干预人员不仅要运用规范的心理干预技术实施帮助，还应该鼓励其自我调节，劳逸结合；以合理授权、群策群力的方式工作；鼓励其多与家人和同事进行沟通。

5. 救援人员

救援人员在承受巨大救援压力的同时，面对惨重的伤亡，还承受着巨大的心理压力。救援人员往往由于高度的责任感而拒绝休息，高强度、高频度地进行救援活动，这样往往会加重其在救援活动中积累的情绪问题。因此，必要时可强制休息，鼓励其参与放松的体育、娱乐活动。内疚与自责是救援人员最常见的情绪反应。需要帮助他们学会原谅自己，以积极的方式消除内疚，改变不现实、不合理的信念，认识到只要自己尽了全力，就不必苛责，要宽容自己在救援中的失败。可以采用团体治疗的形式，鼓励大家分享在救援过程中所体验到的积极向上的正向力量。

第二节　常用的心理危机干预技术

一、干预人员常用技术

灾难心理危机干预的技术运用有其特殊性，不能沿用心理咨询室的常用技术。在各种治疗技术中，稳定化技术优先。

1. 共情的态度

要对当事人感同身受，设身处地地跟对方在一起，如"我正在努力地感受你""我感到了""我理解到了"等。处在强烈负面情绪中的人，如果真的感受到有人能够分享那种极端的、强烈的情绪，支持性是很大的，这对于缓解情绪很有帮助，并且有助于调整、改变和整合对灾难的看法，重获心理平衡。

2. 积极地倾听

全神贯注，真诚地与被干预对象交流。善于运用非言语信息，如语调、眼神、细小的肢体语言等，与被干预对象建立良好的互动关系。

3. 稳定情绪为先

在对方情绪特别强烈的时候，如果不先稳定其情绪，其他工作就无从开展，即便开展了，也难以产生良好的效果。面对危急的个案，首先要稳定情绪，然后改变观念，再鼓励其积极地行动。即便难以出现积极的行动，也要鼓励其回到危机发生前的状态，这也是有帮助的。

4. 表达感受为重

当事人如果诉说很多细节，我们要善意地、适时地、温柔地终止，更多地提问感受。鼓励和引导其更多地表达内心感受，帮助其支配、认识和管理自己的情绪。

二、自我干预技术

1. 腹式呼吸

人在危机时刻，常常是用浅快的胸式呼吸，这种呼吸方式会增加焦虑和恐惧感。腹式呼吸是降低焦虑的有效方法。可以采取坐位或卧位，有意把注意力带到腹部，吸气鼓肚子，之后缓慢地呼，做几次深长的腹式呼吸，以减轻压力，改善情绪，提升注意力。

2. 着陆技术

如果你发现自己极度担心或焦虑，可使注意力回到当下。感觉一下双脚跟地面的接触，身体跟椅子的接触。动动手指和脚趾。环顾四周，快速地命名一下所看到的各种东西。想象一个你爱的或者深爱你的人的面容。哼唱你喜欢的童年时的歌曲。

3. 正念减压

坐到一把靠背椅子前 1/2 或 1/3 的位置上，双脚自然平放于地上，双手自然地放在大腿上，也可以放松地躺在床上。如果没有上述条件，也可以采取站立姿势。接下来，把注意力放到自己的全身，从头到脚感受一下是不是有哪个部位是紧绷的，如果感受到哪个部位是紧绷的，就有意识地放松这个部位，使全身都达到完全放松的状态，有觉察地体会这种放松、安稳的状态。然后把注意力放到自己的呼吸上，感受吸气时气体的吸入，呼气时气体的呼出；感受吸气和呼气时带给身体的变化，比如胸廓的起伏、腹部的起伏，或身体某个部位的松弛；持续地将注意力放在一呼一吸时，身体变化感受最明显的部位或放松的状态。如果注意力从对呼吸的觉察中跑开了，也不用担心，看看是什么事情把我们的注意力带走了，然后轻柔地、坚定地使注意力再次回到对呼吸的觉察上。整个过程不需要评判和分析，也不需要刻意想象，只要持续地去感受，并关注一呼一吸带给身体的感觉。这样就可以逐渐感受到内心的平静。

4. 安全岛技术

安全岛就是可以通过自己的想象，在内心深处找到一个只有自己可以进入的，使自己感到绝对舒适和惬意的地方。安全岛技术可以用来帮助稳定情绪，在一定程度上缓解焦虑、惊慌、压抑等情绪，增加内心的安全感。

首先进行几次肌肉放松练习，让自己进入放松状态；然后尝试在内心世界找到一个让自己感到安全和放松的地方，可以随身带上让自己感到舒服、可以为自己提供帮助的东西；如果难以想象或找到这样一个地方，不必着急，可以试着想象利用交通工具，如飞机、火车，甚至用魔毯带自己到达；给自己设计一个动作，并当场做出来，给自己的身体留下记忆，以后在需要的时刻，可以随时做这个动作，带自己回到这个安全的地方；最后，收回这个动作，让意识慢慢回到现实中来。

5. 寻求人际支持

给一个信任的亲人、朋友或者社区中的支持性资源打个电话。或者给觉得可能有需要的朋友、家人打个电话，并问问他们正在做什么。有时候，去支持别人，也是一个帮助自己改善情绪的好办法。

第四部分
医籍备查

第十六章　古医籍中关于洪涝灾害疾病的论述

一、《素问·六元正纪大论》节选

土郁之发，岩谷震惊，雷殷气交，埃昏黄黑，化为白气，飘骤高深，击石飞空，洪水乃从，川流漫衍，田牧土驹。化气乃敷，善为时雨，始生始长，始化始成。故民病心腹胀，肠鸣而为数后，甚则心痛胁䐜，呕吐霍乱，饮发注下，胕肿身重。云奔雨府，霞拥朝阳，山泽埃昏，其乃发也，以其四气。云横天山，浮游生灭，怫之先兆也。

二、清代黄元御《素问悬解卷十三》节选

水胜火败，不能生土，则土郁发作。发则湿气熏蒸，化为云雾。阳遏湿内，激为雷霆，鼓岩冲裂，殷于气交，山谷震动，击石飞空，风雨飘骤，自高及深，洪水从生，川流漫衍，瘀泛垒起，田野之间，如群驹散牧。化气敷布，善为时雨，万物得之，生长化成之力，于是始旺。湿气淫泆，传之于人，民病心腹胀满，肠鸣数后，甚则心痛胁䐜，呕吐霍乱，饮发注下，胕肿身重。土郁将发，湿气先动，云奔雨府，霞拥朝阳，山泽埃昏，其乃发也。土主四气，凡三气之后，云横天山，蜉蝣生灭，便是湿土怫郁之先兆也。

三、清代马印麟《瘟疫发源》节选

天时：岩谷震惊（木胜制土，土之郁也，郁极则怒，怒动则发；岩谷者，土深之处；震惊者，土气之发也），雷殷气交（殷者，盛也；气交者，升降之中以三气四气之间），埃昏黄黑（尘霾蔽日也），化为白气（湿蒸之气，岚之属也）。川流漫衍，田牧土驹（川流漫衍，湮没郊原也；田牧土驹，以洪水之后群驹散牧于田野也）。云奔雨府，霞拥朝阳，山泽埃昏，其乃发也（雨府乃太阴湿聚之处；霞拥朝阳，见于旦也；埃昏者，土气之浊也）。土气被郁，所化皆迟。然土郁之发，必在三气四气之时，故犹能生长化成，不失其时也。

民病：湿土为病。湿在中焦，故心腹胀。湿在下焦，故数后下利。心为

湿乘，故心痛。肝为湿侮，故胁胀。呕吐者，有声为呕，有物为吐。霍乱者，吐利并行，而心目瞭乱也。注下者，大便暴泻也。湿气伤肉，则胕肿身重。皆土发湿邪之症。

四、罗振湘《治痢南针》节选

痢疾者，大便下利红白，里急后重，日数十行。其为病也，善传染，但亦有不甚传染者，犹不觉其惨。其传染迅速者，尝至有一人患病，传染一家，一家患病，传染一乡一邑，朋友不相往来，亲戚不相顾问，骨肉不相居处，惨莫惨于是矣。究其原因，不甚传染者，因天时气候和平，一人独受湿热，或饮食失调，致生此病；传染迅速者，多由天时不正，并地下污秽之气感于人身，郁结不解，变生此病。西医谓之细菌，国医谓之疠气，其实细菌之发生皆因于疠气。尝观兵燹、水灾、凶年之后，人民死于沟壑，至夏秋两旸交蒸，蝇蚋蛄嘬，而疠气以起，故谓之瘟疫流行。

五、陈良佐《陪赈散论说》节选

道光己酉，吾绍水灾后热疫炽甚，按方制送，活人多矣。今年二月，省垣戒严，饥民潦倒，时疫间作。童君茞专出是方见示，文详加校订，仰见陈先生因症立方，发前人未发之旨，体会病情，用心良苦。惟仅传抄本，论说未免沉繁，且传写多讹，不揣谫陋，为之删繁更正。谨案是方乃治疫之圣剂，不独饥馑兵燹时为要药，即承平丰稔，遇有热疫，药到病除，无不神效。爰寿诸梨枣，庶陈先生好生之德流传不朽矣。并附刻经验神效诸方，乐善君子，施送济人，药资甚微，不难制合，亦近世补苴之一端也。

六、宋爱人《春温新绎》节选

微生物为有毒性之固体，在水旱刀兵灾异之区，因动体之腐化熏蒸，寒热之变化失时，皆足为微生物发生之原。人体受之，或自吸呼，或自经络传入，则细菌繁殖蔓延，阻碍血液，灼烂脏腑，再由呼吸吐唾泄利，排出体外，逸散于空气中，即为传染流行之病。盖细菌之在空气中，仍具有团结之能，正《易》所谓流湿就燥，类聚群分。疠气所及，往往一家一村、一镇一邑，除体质素强，足以抗毒，可幸免者外，皆病证如一，为害极凶，每有瘟疫流行，即此之因。

第十七章　洪涝灾害疾病常用经典方剂

一、《温病条辨》三仁汤

杏仁（五钱），飞滑石（六钱），白通草（二钱），白蔻仁（二钱），竹叶（二钱），厚朴（二钱），生薏苡仁（六钱），半夏（五钱）。甘澜水八碗，煮取三碗，每服一碗，日三服。

头痛，恶寒，身重疼痛，舌白不渴，脉弦细而濡，面色淡黄，胸闷不饥，午后身热，状若阴虚，病难速已，名曰湿温。汗之则神昏耳聋，甚则目瞑不欲言；下之则洞泄；润之则病深不解。长夏、深秋、冬日同法，三仁汤主之。

头痛，恶寒，身重疼痛，有似伤寒，脉弦濡，则非伤寒矣。舌白，不渴，面色淡黄，则非伤暑之偏于火者矣。胸闷不饥，湿闭清阳道路也。午后身热，状若阴虚者，湿为阴邪，阴邪自旺于阴分，故与阴虚同一午后身热也。湿为阴邪，自长夏而来，其来有渐，且其性氤氲黏腻，非若寒邪之一汗即解，温热之一凉即退，故难速已。世医不知其为湿温，见其头痛恶寒、身重疼痛也，以为伤寒而汗之，汗伤心阳，湿随辛温发表之药，蒸腾上逆，内蒙心窍则神昏；上蒙清窍则耳聋、目瞑、不言。见其中满不饥，以为停滞而大下之，误下伤阴，而重抑脾阳之升，脾气转陷，湿邪乘势内渍，故洞泄。见其午后身热，以为阴虚，而用柔药润之，湿为胶滞阴邪，再加柔润阴药，二阴相合，同气相求，遂有锢结而不可解之势。惟以三仁汤轻开上焦肺气，盖肺主一身之气，气化则湿亦化也。湿气弥漫，本无形质，以重浊滋味之药治之，愈治愈坏。伏暑湿温，吾乡俗名秋呆子，悉以陶氏《六书》法治之，不知从何处学来。医者呆，反名病呆，不亦诬乎！再按湿温较诸温病势虽缓而实重。上焦最少，病势不甚显张，中焦病最多，详见中焦篇，以湿为阴邪故也，当于中焦求之。

节选自清代吴鞠通《温病条辨》

二、《温病条辨》三石汤

飞滑石（三钱），生石膏（五钱），寒水石（三钱），杏仁（三钱），竹茹

（炒，二钱），金银花（三钱，花露更妙），金汁（一酒杯，冲），白通草（二钱）。水五杯，煮成二杯，分两次温服。

此微苦辛寒兼芳香法也。盖肺病治法，微苦则降，过苦反过病所。辛凉所以清热，芳香所以败毒而化浊也。按三石，紫雪丹中之君药，取其得庚金之气，清热退暑利窍，兼走肺胃者也。杏仁、通草为宣气分之用，且通草直达膀胱，杏仁直达大肠。竹茹以竹之脉络，而通人之脉络。金汁、银花，败暑中之热毒。

暑温蔓延三焦，舌滑微黄，邪在气分者，三石汤主之；邪气久留，舌绛苔少，热搏血分者，加味清宫汤主之；神识不清，热闭内窍者，先与紫雪丹，再与清宫汤。

蔓延三焦，则邪不在一经一脏矣，故以急清三焦为主。然虽云三焦，以手太阴一经为要领。盖肺主一身之气，气化则暑湿俱化，且肺脏受生于阳明，肺之脏象属金、色白，阳明之气运亦属金，色白。故肺经之药多兼走阳明，阳明之药多兼走肺也。再肺经通调水道，下达膀胱，肺痹开则膀胱亦开。是虽以肺为要领，而胃与膀胱皆在治中，则三焦俱备矣。是邪在气分而主以三石汤之奥义也。若邪气久羁，必归血络，心主血脉，故以加味清宫汤主之。内窍欲闭则热邪盛矣，紫雪丹开内窍而清热最速者也。

节选自清代吴鞠通《温病条辨》

三、《温疫论》达原饮

槟榔（二钱），厚朴（一钱），草果仁（五分），知母（一钱），芍药（一钱），黄芩（一钱），甘草（五分）。上用水二盅，煎八分，午后温服。

温疫初起，先憎寒而后发热，日后但热而无憎寒也。初得之二三日，其脉不浮不沉而数，昼夜发热，日晡益甚，头疼身痛。其时邪在伏脊之前，肠胃之后，虽有头疼身痛，此邪热浮越于经，不可认为伤寒表证，辄用麻黄桂枝之类强发其汗。此邪不在经，汗之徒伤表气，热亦不减。又不可下，此邪不在里，下之徒伤胃气，其渴愈甚。宜达原饮。

节选自明代吴又可《温疫论》

四、《温病条辨》银翘散

连翘（一两），银花（一两），苦桔梗（六钱），薄荷（六钱），竹叶（四钱），生甘草（五钱），芥穗（四钱），淡豆豉（五钱），牛蒡子（六钱）。

上杵为散，每服六钱，鲜苇根汤煎。香气大出，即取服，勿过煮。肺药取轻清，过煮则味厚而入中焦矣。病重者约二时一服，日三服，夜一服。轻者三时一服，日二服，夜一服。病不解者，作再服。盖肺位最高，药过重则过病所，少用又有病重药轻之患，故从普济消毒饮，时时轻扬法。今人亦间有用辛凉法者，多不见效，盖病大药轻之故。一不见效，遂改弦易辙，转去转远，即不更张，缓缓延至数日后，必成中下焦证矣。胸膈闷者，加藿香三钱、郁金三钱，护膻中。渴甚者，加花粉。项肿咽痛者，加马勃、元参。衄者，去芥穗、豆豉，加白茅根三钱、侧柏炭三钱、栀子炭三钱。咳者，加杏仁利肺气。二三日病犹在，肺热渐入里，加细生地、麦冬保津液。再不解，或小便短者，加知母、黄芩、栀子之苦寒，与麦地之甘寒。合化阴气，而治热淫所胜。

节选自清代吴鞠通《温病条辨》

五、《赤水玄珠》清暑六和汤

缩砂仁、半夏（汤泡七次），杏仁（去皮尖，一钱），人参（去芦，一钱）、赤茯苓（去皮，一钱）、藿香（去土，一钱）、白扁豆（姜汁略炒，一钱）、香薷（一钱）、厚朴（姜制，一钱）、木瓜（一钱），甘草（炙，五分）。上㕮咀，作一服，水二盏，生姜五片、枣一枚，煎至八分，不拘时服。

治心脾不调，气不升降，霍乱转筋，呕吐泄泻，寒热交作，痰喘咳嗽，胸膈痞满，头目昏痛，肢体浮肿，嗜卧倦怠，小便赤涩，并伤寒阴阳不分，冒暑伏热烦闷，或成痢疾，中酒烦渴畏食。妇人胎产中亦可服。

节选自明代孙一奎《赤水玄珠》

六、《随息居重订霍乱论》甘露消毒丹

飞滑石（十五两），绵茵陈（十一两），淡黄芩（十两），石菖蒲（六两），川贝母、木通（各五两），藿香、连翘、射干、薄荷叶、白豆蔻（各四两）。

十一味，不可加减，生晒研细末，瓷瓶密收，每服三钱，开水温服，日二。或以神曲糊丸如弹子大，调化服亦可。此丹治湿温时疫，著效亦神，累年同人合送，价廉功敏，无出此方之右者。一名普济解疫丹。

治暑湿霍乱，时感痧邪，及触冒秽恶不正之气，身热倦怠，胀闷肢酸，颐肿咽疼，身黄口渴，疟痢淋浊，泄泻疮疡，水土不服诸病，但看病人舌苔淡白，或厚腻，或干黄者，疫邪尚在气分，悉以此丹主之。凡医临证，亦当准此化裁，自可十全为上。

节选自清代王孟英《随息居重订霍乱论》

七、《丹溪心法》越鞠丸

苍术、香附、川芎、神曲、栀子（各等分）。上为末，水丸如绿豆大。

越鞠丸、解诸郁。又名芎术丸。

气血冲和，万病不生，一有怫郁，诸病生焉。故人身诸病，多生于郁。苍术、川芎，总解诸郁，随证加入诸药。凡郁皆在中焦，以苍术、川芎开提其气以升之，假如食在气上，提其气则食自降矣。余皆仿此。

戴云：郁者，结聚而不得发越也。当升者不得升，当降者不得降，当变化者不得变化也，此为传化失常，六郁之病见矣。气郁者，胸胁痛，脉沉涩；湿郁者，周身走痛，或关节痛，遇阴寒则发，脉沉细；痰郁者，动则喘，寸口脉沉滑；热郁者，瞀闷，小便赤，脉沉数；血郁者，四肢无力，能食便红，脉沉；食郁者，嗳酸，腹饱不能食，人迎脉平和，气口脉紧盛者是也。

气郁：香附（童便浸），苍术（米泔浸）、川芎。

湿郁：白芷、苍术、川芎、茯苓。

痰郁：海石、香附、南星（姜制）、瓜蒌（一本无南星、瓜蒌，有苍术、川芎、栀子）。

热郁：山栀（炒）、青黛、香附、苍术、川芎。

血郁：桃仁（去皮）、红花、青黛、川芎、香附。

食郁：苍术、香附、山楂、神曲（炒）、针砂（醋炒七次，研极细）。

春加芎；夏加苦参；秋冬加吴茱萸。

节选自元代朱丹溪《丹溪心法》

八、《金匮要略》桂枝芍药知母汤

桂枝（四两），芍药（三两），甘草（二两），麻黄（二两），生姜（五两），白术（五两），知母（四两），防风（四两），附子（二枚，炮）。上九味，以水七升，煮取二升，温服七合，日三服。

诸肢节疼痛，身体尪羸，脚肿如脱，头眩短气，温温欲吐，桂枝芍药知母汤主之。

节选自汉代张仲景《金匮要略》

第十八章 洪涝灾害疾病救治医案

一、清代王孟英《王氏医案续编》医案选

仲夏淫雨匝月，泛滥为灾，季夏酷暑如焚，人多热病。有沈小园者，患病于越。医者但知湿甚，而不知化热，投以平胃散数帖，壮热昏狂，证极危殆，返杭日，渠居停吴仲庄，浼孟英视之。脉滑实而数，大渴溲赤，稀水旁流。与石膏、大黄数下之而愈。仲庄欲施药济人，托孟英定一善法。孟英曰：余不敢师心自用，考古惟叶天士甘露消毒丹、神犀丹二方，为湿温、暑疫最妥之药，一治气分，一治营分，规模已具，即有兼证，尚可通融，司天在泉，不必拘泥。今岁奇荒，明年恐有奇疫，但"甘露"二字，人必疑为大寒之药；"消毒"二字，世人或误作外证之方，因易其名曰普济解疫丹。吴君与诸好善之家，依方合送，救活不知若干人也。

二、明代陆士龙《陆氏三世医验》医案选

嘉靖辛酉年，湖有水患，至壬戌春夏间，米贵民饥，本府督粮厅李公，于慈感寺煮粥赈饥。是日人众，公正在内进饭，忽闻外边争嚷，急急吃完，出外解纷。下午，僧具小酒奉之，公独饮数杯，觉得脐下小腹作痛，升至胃脘即呕，呕讫痛止，少顷，又从下痛上，复呕，呕讫痛缓，勉强登肩舆回衙，痛呕益频，自疑中毒，以淡盐汤薑汁探吐之，一无所出。令人延予，予适往潞村，另请一医进看，投藿香正气散二剂，不效。连夜差人追予，比至，已四鼓，即进诊视，值痛初止，其脉浮按细数，稍重即伏，沉按甚坚。予曰：大人非饮食过饱，即急遽所致。李公备悉其故，命人去取药囊，予曰：不须取。即于袖中出润字丸百十颗，令淡姜汤服之，少顷，连泻数行，痛随利减。李公留宿衙内，清晨，公谢曰：公在外，何以预知吾病，而以对症之药贮之袖中乎？古称越人隔垣知人之肺腑，公料吾病于十里之外，更贤于古人矣。

索　引

一、病症索引

二、穴位索引

1. 经穴索引

2. 耳穴索引

主要参考文献

1. 中国研究型医院学会心肺复苏学专业委员会，中国老年保健协会心肺复苏专业委员会，中国老年保健协会全科医学与老年保健专业委员会，等 . 中国淹溺性心脏停搏心肺复苏专家共识 [J]. 中华急诊医学杂志，2020，29（8）：1032-1045.

2. 王立祥，刘中民，余涛，等 . 中国公众防溺水卫生健康指南 [J]. 中华医学信息导报，2018，33（17）：5.

3. 张玲，张进军，王天兵等 . 严重创伤院前救治流程：专家共识 [J]. 创伤外科杂志，2012，14（4）：4.

4. 刘清泉 . 中医急诊学 [M]. 北京：中国中医药出版社，2016.

5. 马辛 . 社区精神病学 [M].2 版 . 北京：人民卫生出版社，2014.

6. 原著 Kurt Fritzsche，Susan H. McDaniel，Michael Wirsching，主译：熊娜娜，曹锦亚 . 心身医学·初级医疗的国际入门读物 [M]. 北京：中国协和医科大学出版社，2016.

7. 周德安 . 实用中医临床情志病学 [M]. 北京：北京科学技术出版社，2014.